講談社選書メチエ

553

漢方医学

渡辺賢治

MÉTIER

目次

第三章 現代漢方の使い方——「治療」の章 その一—— 97

まえがき

漢方医学と聞いてどのような印象をお持ちになるであろうか？　古くさい、前時代的、迷信、過去の遺物などなどいろいろな印象をお持ちだと思う。

私自身は、漢方に対する漠としたあこがれを持ってこの世界に入った。

中学生になった私は単純にもブルース・リーの映画を見て少林寺拳法を習い始めた。私の師匠は創始者の宗道臣《そうどうしん》先生の高弟であった。多感だった青年時代に私はその先生から多くのことを学んだ。東洋的な思想に興味を持ったのはその先生の影響が大きい。少林寺拳法では乱取りと言って技を掛け合うのだが、蹴りを入れたりするので、剣道の防具である胴を着ける。その先生は皆に見せるためのお手本で、よく蹴りを入れて胴を割ってしまっていた。それが力で割るのではなく、はたから見ると軽く蹴っただけで割れてしまうのである。周りは驚きの声を上げるのだが、本人は「あ、また割れた」と平然としている。おそらく、胴の買い直しをしなくてはならず、お金のことを心配されたのではなかろうか。

その時に人間の持つ力の不思議さを感じた。「気」の力と一言で言ってしまえばそれで終わりなのかもしれないが、力で押すのではないところに、東洋的なものを強く感じた。ある時、その先生がご自分の指を動かされ、「どんなに科学が進歩してもこんな精緻な動きができるロボットが作られることはなかろう」とおっしゃられた。それが、私が人間の体に興味を持ったきっかけである。

しかし、すぐ上の兄が医学部に進学していたので、私は弁護士を目指して文系の道に進もうと思っていた。ちょうどそんな時、父が読んでいた雑誌に「西洋医学は細分化され、木を見て森を見なくなってしまった。その反対に森を見る医学が漢方である」という文言が目に入った。それを見て、これこそ私のやりたいことだと思った。高校三年生になる直前に文系から理系に転じて医学部を目指した。

前述の文章を書いたのは大塚恭男《おおつかやすお》という方で、当時、北里研究所の東洋医学総合研究所の部長であった。医学部に入ってさっそく会いに行ったところ、意外なことを言われた。「西洋医学をしっかり勉強しなさい」と。私は漢方を教えてもらいに行ったにもかかわらず、まず言われたことが「西洋医学を勉強せよ」であったことに非常に落胆した。しかし、大塚先生の風貌はどこか仙人のようで何か惹かれるものがあり、その後、一生教えをいただくことになった。学生時代はあまり勉強もせず、地域医療を考えるクラブの部長として、福島県の会津地方まで、電車および車でよく通った。卒業近くなり、再び大塚先生のところに行った。今度こそ漢方の勉強をしろと言われるかと思ったのだが、またも「まずは内科をしっかり勉強しなさい」と。そこで内科学を学び、二年ほど経ったところで、また大塚先生にお目にかかった。そうすると「学位（博士号）くらいはないとね」と言われた。そこで、学位を取り、今度こそ漢方の勉強をしようと思って訪ねると「留学はしておいた方がいいよ」と言われた。

三年半におよぶ留学生活では免疫学と遺伝子学を学んで帰国した。そこで初めて弟子入りを許されたのである。私は旧制の高校や大学では、大学名ではなくよい師につくことが優先された、というのを読んだことがあって、超然とした風貌の大塚先生をなぜか一生の師と決めていた。大塚先生のカバン持ちになることにあこがれて大塚先生に出会ってから一七年の時を経て、ようやく弟子入りを許された時の喜びはいかほどであったことか。

大塚先生の父である大塚敬節《おおつかよしのり》（通称けいせつ）は近代日本漢方の始祖である。大塚先生に思想的影響を与えた人物に権藤成卿《ごんどうせいきょう》がいる。権藤は言う、「反対学を学べ」と。物事の本質を見極めるには、反対から見ないと全体像がつかめないのである。私自身、留学中は「人間が好きで漢方をやりたかったのに遺伝子をいじっている」とよく冗談で言っていたが、今となってはその経験が大変に貴重であったことがわかる。

漢方の外来を始めてみると、来る患者さんがありとあらゆる領域にまたがることにまずとまどった。私は内科医であるから内科の知識はあるが、患者さんにはアトピー性皮膚炎などの皮膚疾患の方も多ければ、婦人科疾患の方も多かった。また、腰痛や膝痛など整形外科的な痛みに対しても漢方は有効である。漢方の物の見方と西洋医学の物の見方は相当に違う。しかしながら、漢方で治療しようが西洋医学で治療しようが患者さん自身は同じわけで、たとえて言うならば同じ対象物を異なる角度で見ているようなものである。茶筒を上から見れば円だし、横から見れば長方形である。茶筒は茶筒であるが、異なる角度から見ることで、立体的な実像が浮かび上がる。だとしたら、両医学は必ずしも矛盾しないはずである。そこで自分の専門である内科の殻を破って、産婦人科のホルモンの働きから整形外科的な解剖学、皮膚疾患など一から勉強し直した。最初はとまどいばかりであったが、そのうちに、幅広くいろいろな領域を勉強することが、人間の体そのものを理解することなのだという結論に達した。すなわち内科という物の見方も患者さんに対するある方向からの見方であり、そこに産婦人科、皮膚科という角度での物の見方を付け加えることによって、より深く患者さんを理解することができる。漢方は総合医であるというゆえんである。

漢方が加わることによって、患者さんを理解する見方がさらに増え、立体的な実像が明らかとなる。このように、漢方および人生の師となった大塚恭男先生から、私は多くのことを学んだ。

大塚先生は東京大学の医学部を卒業されてから第一内科で臨床を学び、その後に薬理学教室で博士号を取られた。英語・ドイツ語・フランス語が堪能で、その他ロシア語は片言だが、ラテン語、漢文も読みこなすという博覧強記の人で、医史学にも造詣が深く漢詩を愛していた。患者さんからの信頼は厚く、温厚な顔で優しく話をする姿はまさに臨床家としての鑑《かがみ》であった。その大塚先生が好きな江戸時代の学者に大槻玄沢《おおつきげんたく》がいる。

大槻玄沢は『解体新書』の改訂版である『重訂解体新書』の刊行に尽力した人物であるが、漢蘭両医学の長所を採り、短所を補うという「採長補短説《さいちょうほたんせつ》」を唱えた。

大塚先生はこれを現代風に訳して、「一流の漢方医と一流の西洋医が一人の患者を診ても1＋1は

2にしかならない。しかし一つの頭に一流の漢方の知識と一流の西洋の知識を持つことで1＋1は4にも5にもなる」と言っていた。一つの尺度でしか物を見ることができない医師は患者さんの実像に迫れない。しかし漢方という新たな手法を使うことによって治療の幅が拡がる。さらに西洋医学の利点・欠点と漢方の利点・欠点を知り尽くして、その二つをどのように組み合わせるかを考えながら治療をすすめることによって、最善の治療を患者さんに提供できる、という意味である。

その域に達するためには、漢方の勉強は毎日怠らないとともに、日進月歩の西洋医学の知識もつねに新しくしなくてはならず、そうとうな努力を要する。しかし、医師としてはやりがいのある仕事である。

漢方を始めて嬉しかったのは、患者さんに心から感謝されることであった。内科の時には高血圧で降圧剤を処方して血圧が下がっても、医師も患者も当たり前のことと思っていた。つまり医師、患者の間に薬という道具があるために、少し距離感があったのだ。しかし漢方の場合は、医師のさじ加減がものを言う。よくなると患者さんは本当に感謝してくれるし、そうするとこちらも嬉しい。漢方薬という道具は挟んでいるとしても、医師－患者関係がより密である感じがする。それは漢方が医師の力量が問われる世界であり、何より患者さんからの信頼が大切だからかもしれない。西洋医学でも、外科ではそうした医師－患者関係はあるのだろうが、内科医の私には想像でしかない。

漢方の世界では、西洋医学の常識を越えるようなことがときどき起こる。お腹にできた腫瘍《しゅよう》がいつのまにか消えてしまったり、膠原病《こうげんびょう》でステロイドを長年服《の》んでいる患者さんがステロイド不要になって、西洋医学の主治医から治療内容の問い合わせがあったりといった例は枚挙にいとまがない。また、西洋医学的には、アトピー性皮膚炎は治らない病気とする医師が多いが、根気強く治療しているうちに完治してその後も再発しないということをよく経験した。

病気を「治療する」西洋医学に対して、漢方が行っていることは、病気を治す人間の潜在能力を最大限に「引き出す」ことだと思う。逆に言えば、人間は本来、病気を治す潜在能力を持っていて、それを使わずに安易に医師にゆだねてしまっているということなのではないだろうか。

私がずっと逆説的に思っていることに、「人間は進化しているかどうか」という疑問がある。この二〇〇〇年間、人間は知識を増やしてきた。またここ一〇〇年あまりは、さまざまな道具も手に入れた。しかし、人間そのものは果たして進化しているであろうか。おそらく答えはノーであろう。私にはむしろ退化しているように思われる。日常的に便利な道具に頼りすぎてきたがゆえに、使うべき能力を使わないでいるのではないだろうか。

漢方をやっていると、さまざまなことを考えさせられる。例えば二〇〇〇年前に書かれた『黄帝内《こうていだい》経《けい》（素問《そもん》・霊枢《れいすう》）』という本には「昔の人は一〇〇年生きたが、今の人は不摂生が過ぎて五〇年しか生きることができない」（素問・上古天真論）という文章がある。二〇〇〇年前からさらに「昔」というのがいつのことかははっきりしないが、一〇〇年生きたというのもあり得る話かもしれないと思える。

人間の治癒力を最大限に引き出すには漢方に関する知識、常識だけでは十分とは言えない。われわれ若手は大塚先生の治療を一生懸命盗もうと努力していたのだが、にもかかわらず、同じように治療をしていても、大塚先生の患者さんは治り、私の患者さんはうまく行かなかった。どこが違うのだろうと考えさせられることが多かった。大塚先生はいつもにこにことした温厚な人柄であり、患者さんの話すことをすべて受け入れていた。それが患者さんにとっては何よりの薬だったのではないかと今では思っている。患者さんの話を無条件ですべて受け入れてくれる。これが治癒力を引き出す何よりの力だったのではないかと思うのだ。

私自身も医学部の学生時代に、問診七割、診察二割、検査一割と教わった。すなわちこれは、洋の東西を問わぬ、正しい診断を下すための診療方法なのである。しかし今やすべてが検査頼みである。医者が患者さんの話を聞かなくなった。最近の外来で、若い患者さんがまくし立てるように話をするので、「こちらは年なんだからもっとゆっくり話してよ」と言うと、「お医者さんは話を聞いてくれる時間が短いから、つい早口になってしまうのです」と言われた。

漢方ではゆっくりと話を聞く。そして病気の原因となるものを探り当てようとする。患者さんが訴えるいろいろな悩みは川の汚れのようなものである。一生懸命に汲みだしても水源に濁ったものがあれば、次から次へと上流から汚れが流れてくる。一番の早道は原因を突き止め、それをきれいにすることである。だから漢方の診療は推理小説のようなものである。例えば頭痛という訴えで来た患者さんがいた。頭痛で四年悩んでいるという。じつは四年前に大手術をして一〇キログラム以上体重が減少した。それで首・肩の筋肉がすっかり衰えて頭を支えることが負担になったために頭痛になったのである。その患者さんに四年間、戻らなかった体重を戻すように漢方治療を行ったところ、食欲が出て体重が増えるに連れて頭痛がずいぶん軽くなってきた。

この場合にも、頭痛だけを見ていたら症状は改善しなかったはずである。

西洋医学では診断を重んじるあまり、病名にとらわれすぎてしまうことがある。しかし漢方では関節リウマチであっても一人一人、また昨日と今日ではその性質が違うと考える。こうしたきわめて東洋的な考え方は、これからの医療を考える上で重要であろう。西洋の文化が直線的で四角定規であるのに対し東洋の文化は曲線であり、円である。わが国が担うべきは、単に薬といった物質的なものだけでなく、文化的・精神的な考え方もひっくるめた、真の東西医学の融合ではないだろうか。

本書は、このような、日本でしかできない、東西医学を融合した近未来医療を意識して書いたものである。またいたずらに、漢方が何にでも効くという誤解を受けることのないように、なるべくありのままの漢方の姿を知って欲しいという思いでも書いた。本書により、正しい漢方の活用をしていただけたら幸いである。

第一章
漢方とは何か

1　はじめに

本書を開かれて、まず「漢方は日本独自の伝統医学である」と書かれていたら、どう思われるであろうか。多くの人は漢方の本場は中国であると信じているのではないだろうか。中国の伝統医学は中医学《ちゅういがく》である。中国に行って「漢方」と言っても通用しない。通用するとしたら日本人相手に商売をしている人たちにくらいだろう。

わが国における漢方医学は、たしかに古代中国にその起源をたどることはできるとしても、完全に日本化した医学である。それが現在の医療制度の中でさらにわが国特有のものとなり、二〇一一年現在では医師の九〇パーセント近くが漢方薬を日常的に処方するに至っている。

わが国の医師ライセンスは一種類で、この一つだけで最先端医療と伝統医療（漢方）の両方を行うことができる。医師の九割近くが漢方を使う日本の医療は、いま世界中の医学者たちから注目されている。両医学を組み合わせることで何が起きるのか、人類史上初めての社会実験が行われていると言っても過言ではないのだ。これは医療史上、とてつもなく大きな実験である。世界でも最先端の医療が受けられるわが国において、伝統医学と西洋医学を融合した新しい医療が創生されつつあるのである。

この「伝統医学と西洋医学の融合」を見ようと、慶應義塾大学医学部漢方医学センターには欧米を中心に海外からの留学生が数多くやってくる。医学関係の研究では最高峰といわれているアメリカのジョンズ・ホプキンズ大学をはじめ、トーマス・ジェファーソン大学、オーストリアのグラーツ大学、ドイツのシャリテ医科大学、そのほかにオーストラリア、デンマーク、英国、中国、韓国、台湾、マレーシアなどから、医師や医学生が漢方医学を学びにやってくる。いま日本で行われていることは世界的に見て、ものすごく珍しく、また重要なことなのである。

しかし日本国内では、漢方が日本独自の伝統医療であることさえ知っている人は少ない。「あやしい」と感じている人もいる。一方で、自身の症状に敏感な患者さんたちは、漢方で病気が改善すると感じている。「薬は怖いけれど、漢方薬ならのみ続けてもだいじょうぶそう」などというように、西洋医学ではない漢方に安心を感じ、興味を持つ方も多い。まずは漢方医学とは何か？　ここから始めたいと思う。

2　そもそも漢方医学とは何か？

世界の伝統医学

伝統医学とは、地域地域で独自に発達した医学を指す。広い意味においては現在の西洋医学も、ヨーロッパを起源とする伝統医学の延長にあると言うこともできるが、通常、世界四大伝統医学と言う場合、古代中国を起源とする東アジア伝統医学、インドを中心とするアーユルヴェーダ、それら二つから影響を受けながら独自の発達を遂げたチベット医学、アラブ諸国に伝承されるユナニを指す。その他、アマゾンのメディシンマンに伝わる医学や、アフリカ各地にも、伝承された医学が存在する。その共通点は、自然の中に立脚した包括的な人間観を持っている点であり、西洋医学とはまったく異なった医学体系を形成している。

グローバル化が進む伝統医学

本来、伝統医学はその地域の医療であったが、もはや固有の地域だけの医療には止まることができなくなっている。実際に、中国からの生薬《しょうやく》の輸出の主要国は、日韓相手から欧米相手へと大きくシフトしている。

ＷＨＯの二〇〇八年一二月発行の伝統医学ファクトシートには、伝統医学の挑戦として以下の五つが挙げられている。1．国際的多様性、2．各国の医療政策と規制の相違、3．安全性、効果と品質、4．生薬の知識と持続性、5．患者安全性、である。

この中で、国際的多様性についてはつねに日中韓の間でも問題になっている。東アジア伝統医学は確かに古代中国を起源とする医学体系ではあるが、日韓では独自の発達をした結果、似て非なるものとなっている。

例えば韓医学では、体質を重んじた四象《ししょう》医学（人の体質を太陽、少陽、太陰、少陰の四つに分類し、体質に合わせた病気の治療法のみならず、生活管理の指針を示すもの）と呼ばれる医学体系が発達している。一方、日本の漢方医学は、江戸時代に実学を重んじる医学として発達し、余計な理論を排除し患者観察を重視する医学として、今日までわが国で継承されている。

漢方医学は日本独自のものである

そもそも「漢方」という言葉自体が、江戸時代に「蘭方《らんぽう》」に相対する語として日本で造語されたのであるから、中国に行って「本場漢方医学」などと称する商品があったら、それは日本人向けの商売だと考えた方がよい。中国には「漢方」は存在しないのである。

現在の日本漢方は、主に江戸時代に形作られたものである。そこには古学《こがく》の唱道者である伊藤仁斎《いとうじんさい》（一六二七〜一七〇五）らの実証主義的な思想の影響が大きい。すなわち、当時支配的であった朱子学的経典解釈を排し、本来の古典の知に立ち返るという思想である。朱子学は学問体系としては非常に整ってはいたが、その成立過程において流入した禅学や老荘思想といった非儒教的な思想のために経典の解釈には偏りがあった。伊藤仁斎はそのような要素を儒学にとっては不純なものとみなし、古典に立ち返った実証主義的な解釈を重んじる必要性を強調したのであった。

江戸時代に医師は儒学者を兼ねていた場合が多かった。そのような医師は「儒医」と呼ばれていたが、そのため、医学が儒教の影響を受けるのは当然の流れであった。

まず名古屋《なごや》玄医《げんい》（一六二八～一六九六）が古典への回帰を提唱し、後藤艮山《ごとうこんざん》（一六五九～一七三三）、香川修庵《かがわしゅうあん》（一六八三～一七五五）、山脇東洋《やまわきとうよう》（一七〇六～一七六二）へとつながっていく。そして最終的に吉益東洞《よしますとうどう》（一七〇二～一七七三）が唱道した古医方《こいほう》において、「知らないことや想像の説を一切言わず、はっきりと見えるものに従って治療すべき」と、当時としては非常に過激な意見が表明されるまでになった。また、「中国の医学は立派な理論を言うけれど、患者は治らない」と批判し、それよりは『傷寒論《しょうかんろん》』の昔の時代にかえって「この人はこういう症状だから、この薬を出せばいい」というシンプルなものに戻ろうと、治療に不必要な一切の繁雑な理論は排除するべきであることを主張した。

もともと、漢方の原点である『傷寒論』『金匱要略《きんきようりやく》』には余計な理論は一切存在しなかった。しかし、『傷寒論』以降の中国の医学においてはどんどん理屈が多くなっていき、治療の効果よりも理屈が先行することになった。そしてついに一五世紀ころには、治すことに主眼を置かずに理屈の勉強ばかりしてしまい、理論はすごいけれども治せない、というようなありさまになってしまった。

また東洞は、診察に当たって脈を取らず、「万病は腹に根ざす。これをもって病を診するには必ず腹を窺《うかが》う」と称して腹診法《ふくしんほう》を重んじた。

腹診は日本で独自に発達したものである。三世紀初めに書かれた先述の『傷寒論』『金匱要略』にも腹診が行われていたという記述はあるが、体系化されたものではなく、中国ではその後なぜか廃れてしまった。

わが国においては、腹診のルーツは室町時代の按腹《あんぷく》に遡るとされている。按腹は本来、診断法ではなく、治療法として発達したものである。しかし治療としてお腹を触るうちに、さまざまなお腹の所見があることに気づき、そこから診断法として発達したものと考えられている。江戸時代初期には曲《ま》直瀬《なせ》道三《どうさん》、曲直瀬玄朔《まなせげんさく》によると思われる『百腹図説《ひゃくふくずせつ》』が著された（次頁の図参照）。これは慶應義塾大学図書館に残されており、四〇〇年の時を経てもきれいな彩色が残っている名本である。

しかしながら、その腹診所見の解釈は、現代の腹診法とはかなり異なっている。現在の腹診法が『傷寒論』『金匱要略』を基礎とする「古方系《こほうけい》」であるのに対し、曲直瀬流のものは「難経系《なんぎょうけい》」と称される、異なる考え方に基づくものである（難経は東晋《とうしん》代〈三一七～四二〇〉に成立した本である）。

古方系の腹診法は、吉益東洞の学派によって体系化された。吉益東洞は先述のとおり、「万病は腹に根ざす」と言って腹診を重んじたが、腹診の書は残していない。東洞学派の稲葉《いなば》文礼《ぶんれい》が『腹証奇《ふくしょうき》覧《らん》』を、また和久田《わくだ》叔虎《よしとら》が『腹証奇覧翼《ふくしょうきらんよく》』を図とともに記したことによって現在の腹診へと繋がってゆくのである。

腹診は習得が簡単で、熟練した医師が診察すれば同じ結論に至るが、脈診は医師が診ても同じ結論

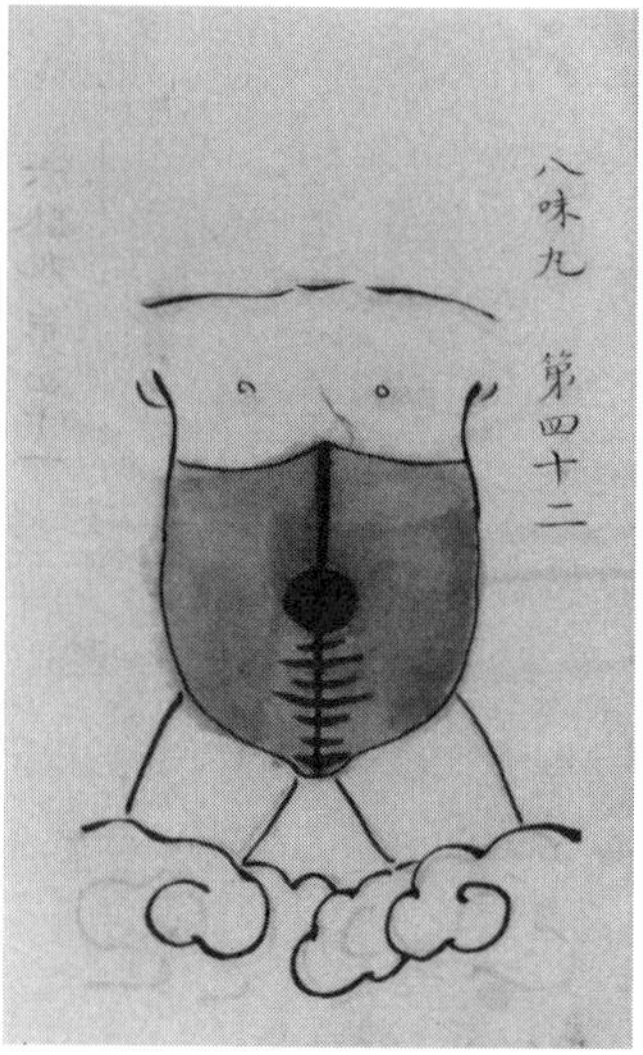

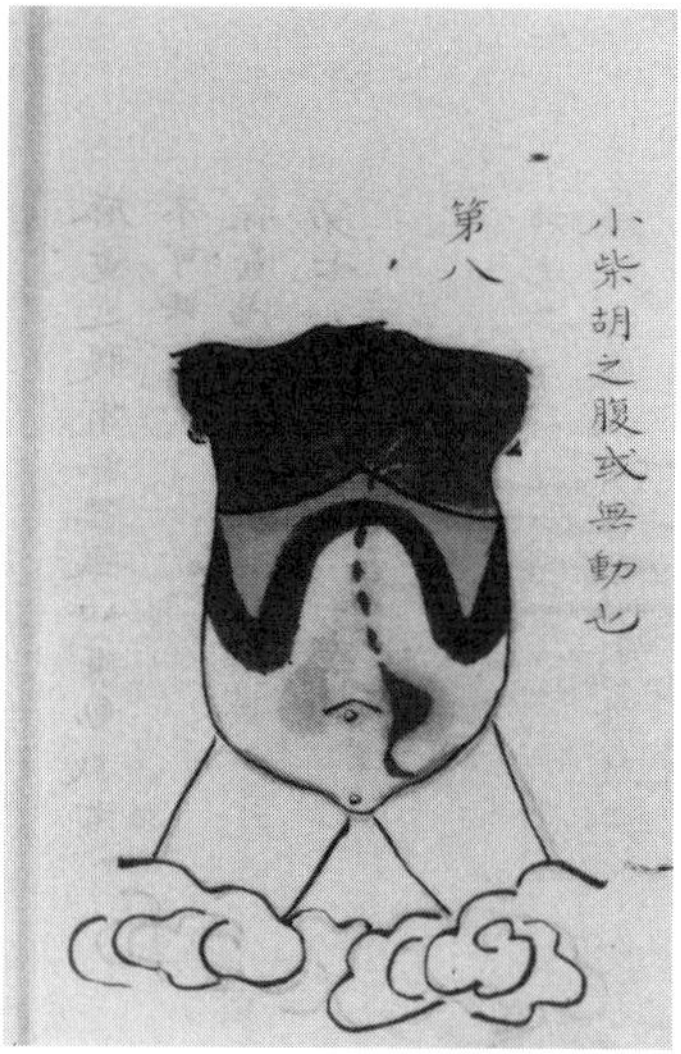

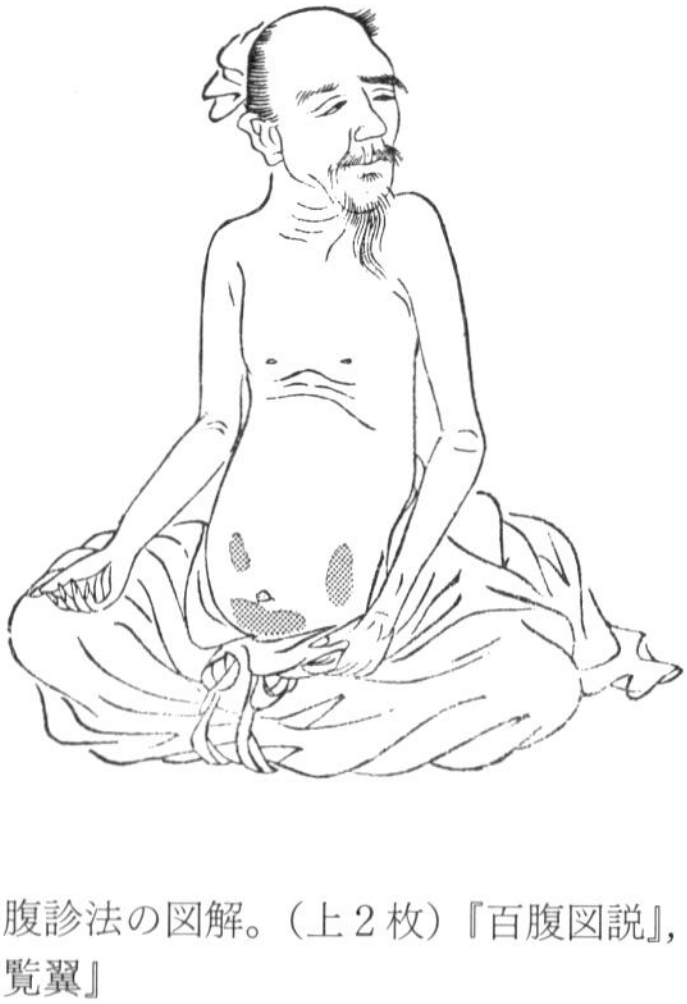

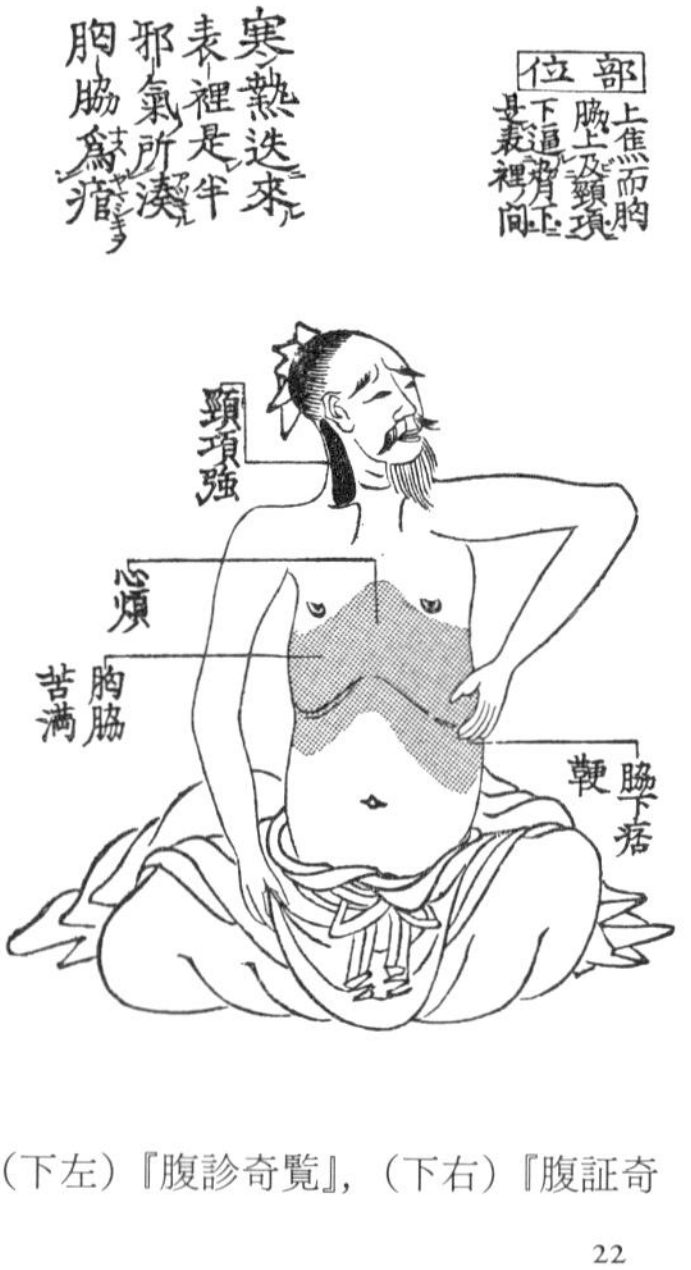

腹診法の図解。（上２枚）『百腹図説』，（下左）『腹診奇覧』，（下右）『腹証奇覧翼』

に至ることが困難である。その意味において、腹診は脈診よりも実証的であり、日本的だと言えるだろう。

このように東洞は、中国医学が培ってきた一切の理論を排し、実学を重んじた医学としてそれをリフォームした。おそらく繁縟《はんじょく》な理屈を重んじる中国人に対し、簡約な実学を重んじる日本人の性質が東洞の理論を生むことになったのだろう。以後、少しの揺り戻しはあったものの、基本的には東洞の医学が現在の日本漢方の基となっている。

漢方と蘭方を融合した江戸の医学

では蘭方医療が日本に入ってきたとき、漢方医はどうしたのだろうか。なんと、ほとんどの漢方医は漢方医療の中に、すんなりと蘭方を取り入れたようなのである。

日本人は頭が柔軟で、いいと思うものはすぐに取り入れて新しいものを作ってしまうと言われることがある。これはおそらく奈良時代からシルクロードの最終到達地の辺境の国として、種々の文化を融合させてきたという文化的背景があるのではないかと思われる。中国が中華思想のために時代の変化への対応が遅れたのに対し、この点において日本はきわめて柔軟であった。

大学の講義の中で、日本で最初に解剖をやったのは誰かという質問をすると、多くの学生が杉田《すぎた》玄《げん》白《ぱく》と答える。蘭学者杉田玄白・中川淳庵《なかがわじゅんあん》・前野良沢《まえのりょうたく》・桂川甫周《かつらがわほしゅう》らがドイツの学者クルムスが著した『ターヘル・アナトミア』の解剖図を片手に、江戸の小塚原《こづかっぱら》刑場において刑死者の腑分《ふわ》けに立ち会い、図の正確さを確認したのは一七七一年であり、翻訳書を『解体新書』として世に出したのが一七七四年である。

しかし、それに先立つこと二〇年の一七五四年、京都の六角《ろっかく》獄舎という刑場で、日本で最初に政府の許可を得て人体解剖《じんたいかいぼう》を行った人物がいる。古方派の中心人物であり、漢方医学の大家であった山脇東洋その人である。

東洋はその日の解剖の様子を『蔵志《ぞうし》』という書物にまとめている。写生したのは弟子の浅沼佐盈《あさぬまさえい》である。山脇東洋は当然のことながら長崎からヨーロッパの解剖書を入手し、それを確認するために腑分けの願いを出したと思われる。当時は漢方しかなかったわけなので、当然だが、欧州からの医学もかなりしっかり勉強して積極的に取り入れていたことがうかがわれる。

世界ではじめて全身麻酔の手術を行った華岡青洲も漢方を駆使した

漢方医療の中に西洋医学を取り入れた江戸時代の代表的な存在は華岡青洲《はなおかせいしゅう》（一七六〇〜一八三五）である。

青洲は米国におけるウイリアム・モートンが全身麻酔下での公開手術に成功した一八四六年よりもさらに四二年前に、生薬の内服による全身麻酔で乳がん手術を成しとげた。青洲が用いた麻酔薬（通《つう》仙散《せんさん》＝麻《ま》沸湯《ふっとう》）は曼陀羅華《まんだらげ》（チョウセンアサガオ）や烏頭《うず》（トリカブト）を配合した漢方薬である。これは三国時代（二二〇〜二八〇）の名医華佗《かだ》が、「麻沸散」と呼ばれる麻酔薬を使って腹部切開手術を行ったという逸話にちなみ、二〇年以上の研究を重ねて作り上げたものである。

青洲は最初、先述の古医方体系の完成者、吉益東洞の長男で当時の漢方医学の第一人者であった吉《よし》益南涯《ますなんがい》（一七五〇〜一八一三）に漢方医学を学んだ後、大和見立《やまとけんりゅう》（一七五〇〜一八二七）という蘭学の外科医のもとで外科技術を学んだ。華岡流外科の精神は青洲の座右の銘によく表されている。「内外《ないがい》合一《ごういつ》、医はただ活物窮理《かつぶつきゅうり》に在り。治療法には古今はなく、内科も外科もない。蘭学をいうものは理論ばかりで治療がうまくなく、漢方をするものは治療がうまくても、昔のことにこだわりすぎる」。

華岡流外科は、漢方だ蘭方だということにこだわらずにすべていいと思うものを取り入れていた。実際全身麻酔からの回復を早めたり、傷の治りを早める目的で漢方薬をのませたりしている。また華岡青洲の弟子たちも、外科をやりながら漢方もやっていた。水戸藩主の侍医を務めた本間棗軒《ほんまそうけん》（一八〇四〜一八七二）も弟子の一人であるが、華岡流外科を継承・発展させ、麻沸湯（全身麻酔薬）による外科手術を行ったことで有名である。

このように江戸の医師たちは順応性が高く、患者にとっていいものを積極的に取り入れていく実学の精神が息づいていた。華岡青洲の考え方である「洋の東西を問わない」という態度は日本人の柔軟性をよく表している。この洋の東西を問わない精神は、後述するように今日の日本漢方を如実に表す言葉でもある。

漢方は日本人のデータを積み重ね、日本で体系化された医学である

華岡青洲はじめ江戸の医家たちは、中国での治験に頼らず「この漢方薬はどういうふうに効くのか」ということを実地の臨床に照らし合わせて膨大な量の書物を残してきた。一つの漢方薬が、どんな体質の人の、どんな症状に効くかというデータを積み重ねてきたわけだ。これは日本人の体質にあったデータが積み重なっているということでもある。

たとえば、日本における葛根湯《かっこんとう》の処方には「肩こり」という適応があるが、中国にはない。日本の漢方の歴史の中で、「葛根湯が肩こりに効く」というのは経験的にわかってきたことなのだ。また、十全大補湯《じゅうぜんたいほとう》をがんの治療に使うというと、中国の人はとても驚く。中国の適応とそうとうに違うからである。あるいは、香蘇散《こうそさん》という薬は、中国では風邪薬としてだけ使うが、日本では気分の沈んだ時の薬としても使う。漢方は、源泉こそ中国にあるが、日本風にアレンジされ、すでに完全に日本化している、まさに「日本の伝統医学」なのである。

漢方医学の衰退

ところが、このような医師たちの柔軟性をよそに、世間での漢方医学の評価はじょじょに低下していく。一つは杉田玄白の『解体新書』の翻訳により欧州の医学が紹介されると、蘭方賞賛の声が上がってきたためである。さらに天然痘《てんねんとう》にこれという効果のなかった漢方に対して、一八四九年にオラン

ダ人医師オットー・モーニッケによって長崎にもたらされた牛痘《ぎゅうとう》により天然痘が予防できるようになったことで蘭方の評価が高まった。

だがこうした国内での評価とは裏腹に、当時の日本の漢方医学は世界中で高い評価を受けていた。オランダのライデンで開かれた学会で、日本の歴史を知る欧米の医師たちに、「解剖学、牛痘法の遅れから漢方医学の衰退が始まった」と話したら、「日本人はなんて馬鹿なんだ。当時の日本の医療は世界でも最高水準にあったではないか」と言われて驚いたことがある。江戸時代から、日本の漢方医学はヨーロッパでも知られていて、ヨーロッパから見ると、当時の日本の治療技術は世界一だというくらいに高い評価を受けていたのである。

われわれの感覚から言うと、江戸時代にはヨーロッパのほうが文明も医療も進んでいたようなイメージがあるが、パリなどでは一八世紀にはまだ便や尿を窓から道路に捨てており、一八七五年にやっとイギリスで「公衆衛生法」ができたような状況にあった。いっぽう、江戸の街はきわめて清潔であり、公衆衛生の面は優れていた。糞尿は近隣の畑の肥やしとし、日本独自の循環型社会のシステムを作り上げていた。日本で漢方の衰退が始まったころ、ヨーロッパには清潔などの概念はほとんどなかったのである。

医療においても、江戸時代の日本の漢方治療は世界最高水準のレベルにあった。産業革命によってヨーロッパのほうが進んでいる面もあったが、すべての面で進んでいたわけではなかったのだ。隣の芝生が青く見えるのはいつの世も同じで、とりわけわが国の国民性にあってはいつも他国が良く見えるものだが、海外からは当時の日本の医療水準は高い評価を得ていたのである。

漢方医学の危機

やがて明治維新を迎え、「脱亜入欧」を謳《うた》った新政府の方針のもと、漢方は古い東洋の遺物であり、新しい西洋医学によって置き換えられるべき存在とされた。一八六八年にはさっそく西洋医術採用許可令が発布され、翌一八六九年には医学取調御用掛の相良知安《さがらともやす》、岩佐純《いわさじゅん》らによってドイツ医学採用が唱えられ、廟議《びょうぎ》によってこれが決定されるに至る。

一八七五年には東京、大阪、京都の三府で医術開業試験が実施され、一八八三年には医術開業試験規則及医師免許規則が布告され、かくして漢方のみを専門とする医師の存続の道は断たれた。なぜならば、試験科目は西洋七科（物理、化学、解剖、生理、内外科、病理、薬物学）に限定され、漢方は排除されたからである。ただしそれまで開業していた漢方医は、一代限りで医業を継続することが認められた。

そうした新政府の方針に抵抗し漢方の存続を訴える山田業広《やまだぎょうこう》、浅田宗伯《あさだそうはく》らが結成したのが温知社《おんちしゃ》であった。彼らは西洋七科の医業試験の布告を受けて、一八八四年には東京に温知病院を設け、臨床実験をもって世論に訴えようとした。しかし幹部があいついで没したことによって請願運動は危機的状況となり、一八八八年、ついに温知社は解散に追い込まれた。

明治憲法が発布され議会が開かれるに及び、漢方存続運動は議会にその闘いの場を移した。しかし、漢方界の実力者浅田宗伯は他界し、一八九五年帝国議会において、漢方医提出の改正法案はわずかに二七票の差をもって否決され、かくして五ヵ年に亘る国会闘争における漢方存続運動は終焉を迎えた。浅田宗伯亡きあと、漢方存続運動の中心となったのは、尾張徳川藩の御殿医《ごてんい》として一〇代の名門であった浅井氏であったが、浅井家は国幹《こっかん》をもって医師の家系を断つことになる。その国幹が、漢方を存続させられなかったお詫びを先祖代々の墓に告げた「告墓文」は読むものを涙させるものがある。その後、「告墓文」は東亜医学協会に寄贈され、現在は北里大学東洋医学総合研究所に保管されている。

漢方の復興

この医師免許規則により、漢方医の数はどんどん減少し、医学界は西洋医が中心になってきた。そんな中、西洋医学を学んだ者の中で西洋医学の限界を感じた医師が、漢方のすぐれた面に気づき始め、復興ののろしを上げていく。

まずは和田啓十郎《わだけいじゅうろう》が一九一〇年に『医界之鉄椎《いかいのてっつい》』を著した。この著書に啓発された湯本求真《ゆもときゅうしん》は漢方医学を学んで『皇漢医学《こうかんいがく》』を著した。この書とともに湯本求真の名声は中国にも知れ渡り、国民政府が漢方医の禁止を決議した時、中国の医師はこの『皇漢医学』を示して漢方の科学的研究の重要性を喧伝したと言われている。

湯本求真に弟子入りした大塚敬節《おおつかよしのり》は、現代の漢方の基礎を築いた昭和の巨人である。同じく漢方復興に尽力した昭和の巨人には奥田謙蔵《おくだけんぞう》、矢数道明《やかずどうめい》、細野史郎《ほそのしろう》ら多数いるが、そうした人々の努力の結晶が、医療用漢方製剤の登場であり、これが保険収載されたことで正規医療の一つとして位置づけられたことであろう。

大塚敬節は日本医師会会長を永年務めた（一九五七〜一九八二）武見太郎《たけみたろう》と親交が深く、一九七六年に医療用漢方エキス製剤が収載された時に、その基礎となった二一〇処方を整備した。一九八〇年に当時所長を務めていた北里研究所附属東洋医学総合研究所に出勤しようとして脳卒中に倒れるが、真っ先に駆けつけたのが武見太郎であった。また武見は大塚の葬儀委員長も務めた。

明治のはじめに医療の本流からはずされた漢方医学は、この医療用漢方製剤の登場により、再び医療の本流に復帰することができた。この偉業は武見太郎の政治力と大塚敬節の漢方における造詣の深さがなければ成し遂げられなかったもので、医学界の大いなる金字塔である。

真の東西医学の融合に向けて

医療用漢方製剤が保険収載され、安価に使えるようになったことで、漢方を使う医師は急増した。日本漢方生薬製剤協会が二〇一一年に全国の医師を対象に実施したインターネット調査では、漢方を使用していると回答した医師は九〇パーセントにも上ることが分かった。

このように漢方は、受難の時を経て奇跡的に復活を遂げたわけであるが、その立役者になったのが、西洋医学を学んだ医師たちであったことは興味深い。世界における補充代替医療の流れが、欧米を中心とする西洋医学の進んだ国々で起こったのと同じ理由であろう。西洋医学が絶対的だと信じてきた患者や医師が、その不完全さを補うために伝統医学を求め始めていたのである。

明治政府に否定された漢方医学

漢方医学が認められなかった理由はいくつかあろうが、大まかに言えば二つの理由が挙げられよう。一つは個別化治療であり効率的ではないこと、もう一つは一子相伝の秘密主義だったことである。

漢方医学は個人個人で治療が異なるのが原則である。それが効率の悪い医療として明治政府から排斥される原因の一つともなった。もちろん漢方にも公衆衛生学的な知識は必要だが、もとより公衆衛生的な知識は西洋医学的なものと思われているところがある。

集団に効率よくアプローチする手法が公衆衛生学である。明治初期には富国強兵の目標のもと軍隊を強くすることが重要視されたので、効率よく体格を増強するために公衆衛生学的考えが非常に重要視された。こうした公衆衛生学的手法は西洋医学が長《た》けており、漢方医学的個別化医療は効率が悪い。これが明治政府から排斥された理由の一つである。

秘密主義を守った明治脚気戦争

明治初期に「漢洋脚気相撲《かんようかっけずもう》」というものがあった。脚気はビタミンB1（チアミン）の不足によって心不全と末梢神経障害を起こして死に至る病である。江戸時代に精米した白米が江戸の上層階級に普及したことで流行したために「江戸わずらい」と呼ばれていた。将軍家定《いえさだ》・家茂《いえもち》、皇女和宮《こうじょかずのみや》らも脚気だったと言われている。明治に入り明治天皇が脚気を患ったことから、その治療方法として西洋医学がよいか漢方がよいか議論となった。そこで明治一一（一八七八）年に東京に官立脚気病院が設立された。脚気の治療を二つの病棟に分け、一つは西洋医学で、もう一つは漢方で行うというものであった。この時、西洋両方の陣頭に立ったのは、のちに杏雲堂病院を設立した佐々木東洋《ささきとうよう》、漢方治療は当時、脚気治療で名声を得ていた遠田澄庵《とおだちょうあん》であった。遠田澄庵は白米が原因で麦飯で治ることを知っており、食事療法で治療成果を上げた。実は明治政府は漢方が治療効果を挙げているのを見て、漢方の秘伝を盗もうと「脚気病院」を設立したのだった。そして酒席を設けて遠田澄庵から秘伝を聞き出そうとしたり、あの手この手を使ったようであるが、ついに遠田はその秘伝を教えなかった。

もっともこれには後日談もあり、実際には遠田澄庵よりも西洋医代表の佐々木東洋の方が治療成績は勝っていたようである。遠田は自信たっぷりで尊大な態度だったようだが、秘伝をもらさないことを何よりも重要視していたとの話もある。

この漢洋脚気相撲から数年後、今度は陸軍と海軍が脚気治療をめぐって対立した。当時、陸軍の軍医総監は森林太郎《もりりんたろう》（鷗外《おうがい》）、一方海軍の軍医総監は高木兼寛《たかきかねひろ》（東京慈恵医科大学の創設者）であった。イギリス医学を学んだ高木は脚気が食事を変えることで減ることを実証し、海軍の食事を麦飯へと変え、脚気患者は激減した。一方陸軍では脚気＝伝染病説にこだわり白米食を変えようとしなかったため、日清・日露戦争でも多数の脚気の犠牲者が出た。

江戸わずらいと言われた脚気は、玄米を精白した白米を食べることでビタミンB_1が不足したために起こったわけだが、軍隊では「軍隊に入れば白米が食べられる」ということを売りにしていたくらいなので脚気が多く発生したのだった。高木兼寛はイギリス式医学を学び栄養学を重視し、遠田と同じ結論に至った。漢方の知恵を活用していれば、日清・日露戦争における脚気死者はそうとう減らすことができたであろうが、漢方の持つ閉鎖性が逆に漢方衰退に拍車をかけたともいえる。

漢方医学の復興

このように、明治になって医制に漢方医学が取り入れられなかったために、漢方はじょじょに衰退の途をたどることになる。

漢方衰退の時期に漢方をつないで残してくれたのは漢方薬局である。漢方医学を取り入れている医師も多少はいたが、医療機関での漢方が普及していない時代には、漢方薬局が専門性をもって漢方薬を処方していたのである。漢方薬局の薬剤師は医師ではないので検査などはできず、おのずと限界はあるのだが、いまでも下手な医師よりはずっと漢方を勉強していて、漢方についてよく知っている薬剤師は多い。

細々と受け継がれてきた漢方医学だが、明治も終わりころからじょじょに見直されてくる。先述の一九一〇年の和田啓十郎による『医界之鉄椎』がそれである。医師ではない中山忠直《なかやまただなお》の『漢方医学の新研究』も一般市民に大きな影響を与えた。これらの本に影響を受けたのが、金沢医学専門学校を首席で卒業した、先にも名前の出た湯本求真である。その弟子で三羽ガラスと謳われたのが薬剤師の荒《あら》木《き》性次《しょうじ》、佐藤《さとう》省吾《しょうご》、そして医師の大塚敬節である。湯本と大塚には漢方を始めるにあたっての共通点がある。娘を疫痢《えきり》で亡くしたことである。大塚は西洋医学は無力と感じて漢方医学の勉強を始めた。そして日本東洋医学会創立や北里研究所に東洋医学総合研究所（現・北里大学東洋医学総合研究所）創設、漢方薬の研究、七物降下《しちもつこうか》湯《とう》という新たな漢方薬の開発などを行って、漢方医学の発展に尽力し、多くの後進を育てた。現在の漢方医学は大塚の情熱なくしては語れない。

漢方医学のブーム

そうした大塚の努力が実ってか、一九七〇年からはブームといえるほど人々の関心を集めるようになった。大塚敬節の長男、大塚恭男は漢方のブームの理由として、1．細分化されすぎた医療に対する反省、2．不《ふ》定愁訴《ていしゅうそ》への対応の不十分さ、3．副作用への危惧、を挙げた（大塚恭男「東洋医学の過去・現在・未来」大塚恭男論文集『東洋医学の世界』）。一九六〇年代は、サリドマイドの副作用が社会問題となった時期である。一九九八年にカナダ・トロント大学の研究者らが米国医師会雑誌（「JAMA」）に、米国では年間一〇万人が西洋薬の副作用で死亡しているというデータを公表して話題になった。

一九七六年には医療用漢方製剤が保険収載され、飛躍的に漢方に関心が高まり、処方する医師が増えた。明治政府が廃止した漢方が復活した記念すべき年である。その後も処方できる医療用漢方製剤は増えており、現在では一四八種類のエキス剤、丸剤、錠剤、カプセル剤が使用可能である。また生薬は二〇〇種類あまりが保険収載されているので、医師はそれら生薬を組み合わせて自由に煎じ薬を作ることが可能である。ただし煎じ薬を出す医師はまだまだ少ないのも事実である。

医療用漢方製剤の登場

こうした、処方をあまりいじらないという漢方医学の特徴が生かされているのが、現在、幅広く用いられている「医療用漢方製剤」である。

明治以降、日本では西洋医学を中心とした医学教育が行われ、漢方医学は医療の表舞台からほとんど消えていた。そのため、前に書いたように、漢方薬もごく少数の医師や漢方薬局において扱われているだけであった。

それが昭和になって次第に漢方の良さが再評価されてきたわけだが、大きく復興のきっかけになったのは、一九六七年七月に初の漢方製剤の薬価基準収載が行われ、四つの漢方薬の処方に保険適用が認められたことにある。じつはそれに先立つこと一〇年前に四処方は一般用薬品として認可されていたのだが、一九六七年の「薬価基準収載」は医療用として正式に認可されたことを意味する。医療の現場において正式に用いることができるようになったのである。医師の手から漢方が奪われてから、じつに一〇〇年ぶりの復活であった。

続いて一九七六年九月、大幅に薬価基準収載の漢方エキス製剤が増加し、四一処方が認められた。その後じょじょに認可が増えつづけ、現在の医療用漢方エキス製剤は全部で一四八処方となっている。

つまり、漢方薬が健康保険適用となりきちんとした薬と認められ、しかも患者の経済的負担が軽くなったのである。漢方薬も薬価の三割負担とか一割負担で使えるようになったのだ。

これらの薬価基準収載の礎《いしずえ》を作ったのは武見太郎元日本医師会会長である。武見は当時、日本で使用される薬剤の七割以上が欧米からの輸入であることを嘆き、日本独自の医薬品である漢方薬を振興し、将来的に海外に輸出できることを願って薬価基準に載せ、医師の手に漢方薬を取り戻したのである。

武見は漢方薬は歴史的に長く使われているものなのだから、西洋薬のような手順を踏まなくても認可するように厚生省（当時）に圧力をかけて認めさせた。これは薬の正式な認可のシステムを無視して超法規的に認めさせたことを意味した。そのため、以来、厚生官僚には根強い「漢方アレルギー」が存在している。代々それは申し送りされており、いまなおそれが生きている。

確かにこの保険収載のやり方には批判もあるだろうが、二〇〇〇年以上の歴史を持つ伝統薬と新薬を一緒くたに論じることは不可能である。ヨーロッパでも伝統生薬に対しては、使用されてきた実績を重視した独自の基準が設けられている。健康保険適用によって漢方薬が日本の医療の世界で大きく復活を遂げたことの意義はやはり大きい。

医学教育に組み込まれた漢方医学

さらに漢方医学が注目され、広く普及する大きな転機となったのは、二〇〇一年に文部科学省の定めた「医学教育モデル・コア・カリキュラム」に漢方医学が入ったことである。それまでは大学で行われている医学教育において、指針などはまったくなかった。各大学の医学部がそれぞれ勝手にカリキュラムを作って、独自の医学教育を行っていたのだが、文科省が「医学部の講義のうち三分の二は全国の大学で共通にしよう。三分の一は各大学の独自性をだすようにする」という方針を決めた。「全国で、ある程度は医学教育のカリキュラムを統一するけれど、各大学の自由も認める」ことで、全国八〇の医学部・医科大学における医学教育の平準化を図ったものである。

「モデル・コア・カリキュラム」は、三分の二の共通部分のことで、このカリキュラムの中に漢方医学が入ったのである。つまり、すべての医学部の学生が漢方医学を学ぶことになり、これからの若い医師たちはすべて、漢方医学の知識を持つことになったのだ。全国共通のカリキュラムに漢方が入ったことで多くの医学部・医科大学で漢方の卒前教育を開始したことになる。

漢方専門医師

しかしいくら医学部時代に漢方の講義を受けても、漢方を処方できるようにはならない。専門教育が必要である。漢方の専門医師になるためには卒業後のトレーニングが必要である。そのためのシステムが、卒業後に行う医師としてのはじめに受ける二年間の初期臨床研修と、その後に受ける後期臨床研修としての専修医プログラムである。初期臨床研修ではいろいろな診療科を研修するが、診療施設によっては漢方の教育が入っているところも増えている。ちなみに慶應義塾大学では、初期臨床研修としては一ヵ月の選択診療科として漢方医学が設定されている。また漢方の専門医を育成する専修医プログラムもあり、将来の漢方を担う若手医師の育成に取り組んでいる。

漢方の専門医の認証は単に専修医プログラムを修了したからといってそれでよいというわけではない。日本東洋医学会では一九八九年に専門医制度を整備し、これは日本専門医制評価・認定機構の定める「多領域に横断的に関連する学会」として位置づけられている。この「多領域に横断的に関連する学会」として区分されたことの意味するものは、内科・外科などの基本領域で専門医（または認定医）を取得した医師がその後に勉強して取る専門医ということである。

現在の医療制度が独自のものを作っている

現在の日本では、漢方医学と西洋医学が融合した形で存在しており、それこそが日本の大きな強みとなっている。医師ライセンスが一つしかない日本の医療制度にあって西洋医学と共存している漢方は、世界的に見ても非常に特異な存在となっている。そしてこの二つの医学を自由自在に使えるようにするための人材育成の制度や専門医制度も整備されてきた。

中国や韓国では、日本と異なり伝統医学と西洋医学はライセンスが分かれており、伝統医学の医師と西洋医学の医師が異なる制度のもとでそれぞれの治療をしている。中国には中医、韓国には韓医という伝統医学の専門医がいて、西洋医学の医師免許とは違うライセンスを持つのである。そのため、伝統医学の医師には西洋医学の知識があまりない。日本では医師の免許は一つしかなく、西洋医学を学んだ医師が、さらに漢方の勉強をして専門医になる。

二〇〇八年からはこうして専門医の資格を取得した医師が診療科として「漢方内科」や「漢方外科」というように基本領域と抱き合わせにして標榜《ひょうぼう》することが認められるようになった。

こうして日本では新しい形の漢方医学が出来つつあるのである。

3　鍼灸について

日本の鍼灸

漢方は薬物（漢方薬）療法のほかに、鍼灸《しんきゅう》や食養生という生活指導を含んでいる。江戸時代の医師は薬を出しながら鍼灸をやっていた。今日では漢方の保険の処方と鍼灸師のライセンスとは分かれている。医師は漢方薬も西洋薬も出せるし、鍼灸もできる。しかし鍼灸を行う医師は少ない。鍼灸は保険適用は限定されており、また実際に鍼灸をマスターするには時間がかかるからである。

私も二年間ほど鍼《ハリ》を習ったが、日常の診療の中では実際に行う時間がないことと、腕のいい鍼灸師さんのほうが確実なこともあって、鍼灸治療が必要なときは腕のいい鍼灸師を紹介することにしている。

中国でも、薬物療法は西のほうから、お灸は北のほうから、鍼は南のほうから起こるというように、もともとこの三つは異なる起源のものであった。理論も別々のはずだったのだが、中国ではそれらを統合してしまったので、それぞれの理論がまじりあっている。例えば太陽病《たいようびょう》というのは薬物療法の古典である『傷寒論』にある大事な概念で、熱性の感染症の初期の状態を表す。しかし鍼灸では、太陽の経絡《けいらく》と言えば、背中を通る太陽膀胱経《たいようぼうこうけい》を指し、まったく違うものである。しかし中国では、これらを統合したために、その説明に無理がある。

日本の場合、漢方薬の理論と鍼灸の理論ははっきりと分かれている。薬物療法と鍼灸の両方をやる医師は、鍼灸をやるときには鍼灸の理論でやり、漢方薬のときには漢方医学のやり方で行い、西洋薬を出すときは西洋医学の理論で行っているのである。

お灸について

通常はもぐさを燃やしてツボに熱を加えるのが灸《きゅう》である。日本では鍼師と灸師の国家資格は分かれているが、実際は一緒に資格を取るのが普通である。

私自身、虫垂炎《ちゅうすいえん》（いわゆる盲腸炎）をお灸で治した経験がある。小学校三年生のある土曜日の朝、お腹が痛くなり近くの医師にかかったところ、盲腸炎だからすぐに手術をするという。親戚に外科医がいるので、母に連れられていちおうそこで再度診察してもらうと、やはり白血球の数もすごく高く、盲腸炎に間違いないからすぐに手術をしようと言われた。しかし、母は私の体にメスを入れることをよしとせず、母の実家のある横浜で、もともとは耳鼻科の医師だがお灸を勉強していて、母方の親戚の盲腸炎をお灸で何人も治していた医師を頼った。親戚の外科医にはいつでも手術ができるように待機してもらい、二時間かけてその医師を訪ねた。親戚の外科医もよく許可したと思うが、母の熱意に負けたのであろう。それが土曜日の午後のことであったが、私は腕と背中と頭にお灸をしてもらった。翌日の日曜日は母がお灸をした。

月曜日、再びその先生のところに行ってお灸をしたが、もう治ったからいいという。その足でまた親戚の外科医のところへ行って検査をすると、白血球の数が下がっている。「確かに治っているから、もう大丈夫」と言われ、結局、手術せずに治ってしまった。翌火曜日には普通どおり学校に行ったので、「虫垂炎だった」と言っても担任の先生が信じてくれなかったくらいである。その時に、子ども心に本当に人間の体は不思議だなと思ったものだ。医師を志した最初のきっかけである。

鍼灸と西洋医学のミックス

鍼や灸は内科的疾患やアトピー性皮膚炎などにも有効であるが、主として痛みの治療に使われることが多い。特に腰やひざの痛みは筋肉を緩めてあげることができるから効くようだ。

私の患者で側彎症《そくわんしょう》の子どもがいた。骨が曲がっているので筋肉がどうしても緊張してしまうのだろうが、張っている筋肉が骨を引っ張っている感じもあった。鍼の先生に頼んで筋肉を緩めてあげたところ、筋肉の張りが取れ、背骨が自然に戻ってきて治ってしまったことがある。

また、高齢の方の関節などの痛みは変形によるものが多いが、鍼灸の治療をして筋肉が緩むだけで痛みが軽減されることが多い。もっともっと医療現場で活用されるべきであろう。

保険の利く疾患が限られている鍼灸

国立がんセンターの「緩和ケア科」には鍼灸師が常駐して鍼灸医療を行っている。手術後の痛みや化学療法のしびれなどを西洋薬だけで取るのはむずかしいが、鍼灸でかなり緩和することができる。鍼灸治療をもっと活用すればいいと思うのだが、現在のところ、西洋医学の病院と共存している鍼灸施設はほとんどない。

なぜだろうか。医療現場で鍼灸がもっと活用されるためには、大きな制約があるのである。保険適用がきわめて限定されているのである。

疾患としては、

1. 神経痛（頭・顔・胸・腕・手・足などの痛み）
2. 五十肩（肩関節が痛く、腕が上がらない）

3. 頸腕症候群（首・肩・腕の痛み、しびれ）
4. 腰痛症（腰が痛む、重い）
5. リウマチ（手・足などの関節が腫れて痛む）
6. 外傷性頸部捻挫後遺症（むち打ち症など）

の慢性疼痛疾患《まんせいとうつうしっかん》六つに限定されている。さらに鍼灸の施術を受けるには医師の同意書が必要であり、その有効期限は三ヵ月なので、三ヵ月ごとに患者さんは医師の同意書をもらう必要がある。さらに、鍼灸を受ける期間には、同じ疾患では西洋医学の治療を受けることができない。あくまでも「西洋医学では手に負えない」ということを医師が証明した際に鍼灸の保険適用が認められるのである。

しかしながら、西洋医学の医師の中には「西洋医学では手に負えない」という証明を出すこと自体が侮辱されたように感じる者も多い。お互いの良さを融合しようというのではなく、どちらかを選べ、というシステムでは効率的医療は生まれない。

こうした制度の壁はあるものの、医療現場で鍼灸がもっと活用されるようになると治療の幅はさらに拡がるはずであり、そうした日が早く来ることを望んでいる。

世界一繊細な日本の鍼術の技

鍼も中国から入ってきたものであるが、日本独自の発達を見た。中国のハリは長くて太いため、治療にはかなりな痛みをともなう。それに比べて日本のハリはきわめて繊細である。その繊細なハリを正確にツボに刺すために、管をガイドとして打つ。この管を発明したのは江戸時代の杉山和一《すぎやまわいち》（一六一〇〜一六九四）である。このガイド管を使った日本の鍼術は非常に繊細で、高い技術を要するが、安全であり、事故が少ない。また、刺す深さも日本の場合は非常に浅く痛みがあまりない。鍼管を用いた鍼灸の手法は世界中に広まっているが、それが日本の発明であることを知る人は少ない。

いまでは日本の鍼術は世界中で使われている。特に欧米での鍼灸の普及は目を見張るものがある。ドイツでは鍼灸の治療資格を得るためには二〇〇時間以上の講義と一年以上の臨床研修が必要であるが一二万人の総合医（クリニックで地域診療に当たる医師）の四分の一に相当する三万人の医師がこの鍼灸の資格を有している。

中国のツボと日本のツボ

鍼灸が世界に普及しているため、WHOはツボの位置をすべて整理し、番号をつけている。その番号によるツボの位置は三六一ある。もともとは一年が三六五日であることから、ツボの数も三六五と言われていたが、重なっている個所が四つあり、それを引いて三六一と定められた。

フィリピンのマニラにあるWHOの西太平洋地域事務局は、日中韓を中心にツボの位置決めのプロジェクトを行い、二〇〇七年にまとめた。当初三六一のツボのうち九六（または九八）のツボの位置は、微妙に日中韓で異なっていた。同じ名前でも位置が違うのだ。鍼灸も漢方と同じように、ルーツは同じでも別々に発展してきたのである。

この違いはどこから来るのだろうか。たとえば中国は宋《そう》の時代、鍼灸の試験に使うための銅人形というものがあった。銅で作った等身大の人形で、これを使って鍼灸の試験の際、ハリを正しいツボにさせるかどうかを調べていたのである。銅人形には、正しいツボの位置に穴があいており、その穴を粘土でふさいで水が出ないようにしておく。試験のときに銅人形に水を入れ、正しいツボの位置をハリで刺せば水がビュッと出ることになる。中国のハリは太いので水が出るかどうかで正しい位置かどうかを見ることができる。たとえば「体のこの場所とこの場所の間の長さの半分の位置に、このようなツボがある」というように、機械的にツボの位置が決められている。

それに対して日本の場合、筋肉や腱の走行などを利用してツボの位置を決める。人によって場所が微妙に異なるツボの位置を、手をセンサーのようにして探し当てるのである。

この例からも分かるように、中国のツボはマニュアル的なのに対し、日本のツボは個別的で非常に繊細である。しかし普及するときには、修得に時間がかからないマニュアル的鍼治療の方が有利である。その結果、日本の鍼は世界的に衰退している。

海外にあった日本式鍼灸の学校は、中国の鍼灸学校進出に押されて撤退している。米国のみならず、フランスなどでも以前は日本の鍼灸が主流だったのに、段々と中国式の鍼灸に置き換わっている。もう一つの要素として、中国では政府が鍼灸を含む中医学の世界戦略を次々と展開しているのに対し、日本は民間レベルでしかやっていないという事情もある。わが国において鍼灸の資格は国家資格である。国家としてその保存や教育、国際展開を考えるべきであろう。

新しい、理想の医療を目指して

日本の「漢方」「鍼灸」の独自性がご理解いただけただろうか。

これらはいずれも、高度な「技術知」として成熟してきたものである。

そのいっぽう、西洋医学も江戸時代に蘭方としてわが国に入って以来、明治維新を経て世界有数のレベルにまで達している。つい二〜三年前までは同じ医師が行う「漢方」と「西洋医学」には、たしかに対立構造が見られたが、いまでは両者を上手く活用することにより新しい医療が創出されつつある。それに比して、鍼灸は「鍼灸師」の資格が医師とは別に設定されており、それぞれの修練に時間を要するために、行う医師はまだまだ少ない。どちらかと言うと西洋医学からは孤立した形で鍼灸は存在している。

人を治す、または癒す、という点において洋の東西を問わないとした華岡青洲の卓見こそが日本の医師の神髄であろう。西洋医学、漢方、鍼灸それぞれに得意、不得意がある。それぞれの利点、欠点を知り、お互いの良いところを取り入れ苦手なところを補い合う。これが理想の医療ではないだろうか。すべての技術に精通することは不可能である。自分のやっている事のみ正しく、他の医療を否定するような偏狭な心は捨てて、お互いの交流を盛んにし、日本の強みを生かした新しい医療を構築すべきであろう。

恩師の大塚恭男が好きだった大槻玄沢の「採長補短」を今後あらためて実践していくことが、超高齢化社会を迎えたわが国で求められているのではないだろうか。

それでは次章では、漢方とはどのような「思想」に基づいて成立しているシステムなのか、その「思想」について見ていくことにしよう。

第二章　漢方という「思想」

1　病気のとらえ方＝世界観

患者を治す上で洋の東西はない

漢方医学と西洋医学は対極の医学のように言われることがあるが、前章で述べたように、患者さんを治す、という目的は一つであり、決して本質的に異なるものではない。ただし長年の歴史の中で文化的な違いを反映して異なった形になってきている。

例えば漢方医学を「森を見る医学」、西洋医学を「木を見る医学」というように対比することも多いが、両医学ともマクロ的視点（体全体をみる）とミクロ的視点（臓器など体の部分をみる）はどちらも活用していると思う。ただし、マクロ的視点とミクロ的視点のどちらに重きを置くのか、という違いがある。以下の点はあくまでも西洋医学に対比して相対的な漢方医学の特徴ととらえて解釈していただければ幸いである。

個別化を重んじる漢方

個別化医療を端的に表しているのが「同病異治《どうびょういち》」と「異病同治《いびょうどうち》」という言葉である。どちらも近代になって言われるようになった言葉だが、「同病異治」とは、同じ病名であっても、人によって治療が異なるという意味である。たとえ高血圧であっても、体力のある人とない人では治療が異なる。

	風邪の初期（１〜２日）	中期（３〜７日）	こじれた風邪	風邪の治りかけ
症状	頭痛　鼻汁 悪寒・発熱	発熱　嘔気 咳・痰	寒気　倦怠感 下痢　咳	倦怠感
漢方薬	葛根湯 麻黄湯	小柴胡湯 柴胡桂枝湯	真武湯 麦門冬湯	補中益気湯

表　風邪の時間経過と漢方処方

「異病同治」というのは、同じような体質の人であれば異なった病気を持つ二人に同じ漢方薬が処方されることもあるということだ。漢方医学では西洋医学的診断とは異なる診断体系である「証《しょう》」によって治療の判断をしていくため、西洋医学では異なる病名を付けられる「病」であっても、漢方的には同じ診断であれば、治療法も同じとされるのである。

例えば五苓散《ごれいさん》という薬は頭痛、めまい・立ちくらみ、むくみ、嘔気、下痢、車酔い、熱中症などに使われる。一見脈絡のないような病名が並んでいるように思われるだろう。ある医学生はこれを見て「温泉の効能みたいですね」と言ったが、的を射ている。これらさまざまな症状は、漢方的見方からすると、すべて「水毒《すいどく》」という病態によるのである。西洋医学的病名を後から当てはめたために、一見ばらばらのように見えるのだ。

時間軸を重んじる

漢方医学は東洋思想の上に成り立っている。そのためある時には同じものであっても、時間の経過にしたがって動いて変化していくものだという見方をする。西洋医学では、診断によっていったん病名が決まってしまうと、その診断にとらわれがちになる。その点、漢方の場合、患者さんの診断すらも毎日異なる。特にそれが顕著なのは、急性の疾患の場合である。例えば風邪を例に取ると、同じ患者であっても発病からどれくらい経っているかによって治療法が全く異なることがある（前頁の表参照）。その判断を誤った場合、病気がよくならないばかりか逆に悪化することもあるので、急性の熱病などにおいてはその判断が重要になる。

病気のとらえ方

西洋医学が発達した一番の理由は外科である。外科的なものは解剖学にもとづかなければならないので、西洋医学の方がこの分野では圧倒的に有利だった。西洋医学が得意とするところは外科の手術に代表されるように、何かを取り除くとか、悪いものをやっつけることにある。日本でいう「痛みどめの薬」も、英語になると「ペインキラー」である。痛みを殺してしまうのである。痛みという悪いものはやっつけてしまおうというのが西洋的な発想なのだ。

東洋の場合、痛みは生体からの信号であるととらえ、痛みのもとになるものを探って治そうという発想をする。つまり、病気になること自体が、何かを教えてくれると考えるのだ。がんになったら、健康な時には見えなかったものが見えてくる。日常に忙殺されていた人が病を得て、人の情けに気が付いたり、人生について考えるという時間を与えられる。仏教的な発想である。ブータンに行く機会があったが、ブータンの仏教の人生観に、この世は修行の場であり、一生懸命生きることで死んだ後に幸せになれる、というものがある。病もまた修行の一つであり、これを一生懸命生きることで功徳《くどく》が積めるという考えを聞いて納得したものだった。この世での人生だけを考えると病はつらいものでしかないが、死は人生の終わりではない、という考えは病人に力を与えてくれるだろう。

病原を排除する方法

この数十年間で西洋医学が打ち立てた金字塔の一つに抗生物質がある。これはまさに病邪を殺すものである。漢方医学では風邪などの感染症は病邪が入ってきたので、それを汗・便などとともに外に出す、という発想をする。この場合、病原菌そのものを殺すわけではなく、生体の機能をフルに使って病邪を追い払おうとするのである。

例えば葛根湯は、体温を速く上昇させ、風邪のウイルスを排除しようとするものである。葛根湯をのむと汗をかくが、昔の人は汗とともに病邪が出ていくと考えていた。しかし汗は結果であって、ウイルスを排除するものではないことが分かってきた。葛根湯は汗が出ない状態の人に対して体温を上げるという作用がある。ウイルスは熱に弱いので、体温が上がることはウイルスを死滅させることにつながり、結果的には体の機能を使ってウイルスを退治していることになるのである。西洋医学の抗インフルエンザ薬は直接的にウイルスに働きかけるが、発想が根本的に違うのである。

自力で体温を上げるだけの体力がない虚弱な人や高齢者の場合には、マイルドに体温を上昇させるような漢方薬が使われる。体力がある人ほどには抗ウイルス効果は高くないが、体に負担なく体温を上げることができるのだ。

漢方の補う治療

体力のない人、虚弱な人、高齢者などで体が弱っている場合には、「補剤」が適用される。代表的な補剤は十全大補湯《じゅうぜんたいほとう》と補中益気湯《ほちゅうえっきとう》である。両者に共通する生薬は高麗人参《こうらいにんじん》と黄耆《おうぎ》である。そのほか、虚弱児童で腹痛などをしばしば起こすような子に対して小建中湯《しょうけんちゅうとう》という薬をのんでもらうことがある。

これらの薬には即効性はないのだが、しばらくのんでいるうちに体力がいつの間にかついてきて種々の不快な症状が取れるという共通点がある。

また、冷えている人を温めるのも漢方の重要な役割の一つである。冷えると免疫能も落ちるため、温めることでいろいろな症状を取ることができる。これを「温補剤」と呼ぶが、やはり「補う」治療の一つである。補剤もまた、病原菌を直接やっつけるのではなく、栄養状態、免疫能を高めて生体が持つ抗病力を最大限に引き出すことが目的である。

中庸を重んじる

このように、補う治療や病邪を除く治療が漢方治療の基本であるが、重要なことはつねにバランスを取るということである。一般には体力がないよりはあるほうがいいだろうと考えがちだが、体力のある人は無理が利くのでついつい無理をし過ぎて大病につながることがある。逆に「自分は体が弱い」と言い続けて、無理をしないような人が長生きをする場合もある。つねに真ん中に持ってくる、これが「中庸を重んじる」思想である。漢方の治療の特徴は行き過ぎたものは削り、足りないものは補うという発想である。

2 漢方の診察

四つの診察方法

漢方の診察法は「四診《ししん》」という四つの診察方法（望診《ぼうしん》、聞診《ぶんしん》、問診《もんしん》、切診《せっしん》）から成る。

・望診

望診というのは単に患者さんの顔色・体格などを観察するのみならず、そのしぐさ一つ一つまで丹念に観察することである。患者さんが診察室に入るところから望診は始まる。「望診で病気が分かるのは神だ」と言われるが、望診で分かる情報も多い。

その中で漢方に特徴的なのは舌診である。舌診は字のごとく舌から判断する診察である。舌の状態にそんなにバリエーションがあるのかと思われるかもしれないが、そういう方はぜひとも鏡で自分の舌を見ていただきたい。色はどうか、舌に苔がついていないか、歯形がついていないか、舌を裏返したら静脈がるいるいと腫れていないかなどをチェックするのである。

これらそれぞれの所見に漢方的解釈が加わる。例えば、自分で見て分かる所見に「歯痕《しこん》」がある。これは舌の縁に歯形がついているものである。これは「水毒」を意味する。水毒は後述するように体の中にある水のバランスが崩れたもので、むくみ、頭痛、嘔気、下痢などを来す。

また舌を裏返すと真下に舌小帯《ぜっしょうたい》というひだがあり、その両側に舌下静脈《ぜっかじょうみゃく》がある。この静脈が太くなっていると「瘀血《おけつ》」という漢方的解釈になるが、女性の月経困難などのもとになるのが、この瘀血である。

・聞診

字から言うと「聞く」ことであるが、声のトーンや声色を聞くことのみならず、臭いをかぐことも含まれる。例えば胃酸の臭いが強いと胃炎を疑ったり、呼気の臭いから肺の感染症を疑ったりする。

・問診

通常、初めて漢方の診察を受ける際に問診票を渡される。（次頁参照）そこで聞かれることは西洋医学的な問診項目と大差はない。漢方では「車酔いをしますか」などと一風変わった質問をされるこ

大塚医院問診表	
一番なおしたいこと	
いつから始まりどの様な状態ですか	
家族歴	父（　）才　健　病　死（病名　　　）　配偶者（　）才 母（　）才　健　病　死（病名　　　）　健　病　死
今迄に罹った大きな病気	
当てはまるものを〇で囲んで下さい。特にひどいものを◎	〈食欲〉　よい　ふつう　ない　〈睡眠〉　よい　眠れない 〈小便〉　1日に（　）回位　夜間に（　）回位　1回量が　多　普　少 〈大便〉　（　）日に（　）回位　硬い　ふつう　軟い　下痢　出にくい　痔がある 下剤を服用しているならその名称（　　　） 〈生理〉　順　不順　生理痛がある　帯下がある　閉経（　）才 くしゃみ　鼻汁　鼻づまり　のどが痛む　咳　痰　喘鳴　息切れ　動悸　胸痛 口が苦い　生唾がでる　ゲップ　胸やけ　みぞおちがつかえる　嘔気　嘔吐　腹痛 腹が張る　腹鳴　ガスが多い 頭痛　頭重　めまい　立ちくらみ　耳鳴　のぼせる　イライラする　視力低下 目がつかれる　耳のうしろがこる　背中がこる　肩がこる　腰痛 手足が痛む　しびれる　ふるえる　冷える　ほてる　むくむ 疲れ易い　口渇　多汗　寝汗をかく　顔がむくむ
現在、他の病院に通院している人に	病院名　　　服用薬の名称 いつから 診断名
今迄に服用した漢方薬	ない　　薬の名称｛煎じ薬： ある　　　　　　　｛錠剤又は粉薬：
好んで食べる物	甘いもの　塩からいもの　辛いもの　酸いもの　油こいもの　肉（牛　豚　鳥） 魚　野菜　海草　卵　牛乳　果実　菓子
嗜好品	日本酒　ビール　ウイスキー　1日（　） タバコ　1日に（　）本　コーヒー　紅茶　1日（　）杯

問診表の一例

ともあるが、大体は同じである。

問診は西洋医学でも診断の決め手となるものだが、漢方においても同様である。ただし漢方の場合、問診はことさら重要である。なぜならば西洋医学では客観的な指標として、血圧や血液・尿検査、CT・MRIなどの画像診断が重要視されるが、漢方の場合、主観を重視する医学だからである。

例えば、頭痛で来院した場合、西洋医学では脳腫瘍《のうしゆよう》などがないかと、CTまたはMRIで脳内を調べる。一方、漢方では、水毒による頭痛なのか気逆《きぎやく》（通常は体を巡っている「気」が、下から上へと突き上がることによって起こる症状。七三頁参照）による頭痛なのか、または加齢による頭痛なのかを鑑別するために問診を重視する。また、治療効果も検査値などではなく本人の自覚症状の変化を重視する。患者中心の主観重視の医学なのである。その意味において漢方の問診には丁寧に答えて欲しい。

・切診
切診は患者さんの体に触れる診断方法である。腹診とも言う。大きく脈診と腹診に分けられる。脈はその時々の体調をよく表すので、その変化に注意する。特に急性疾患の場合やインフルエンザの場合には短時間で変化するのでこの診断法は重要になる。

腹診は日本独自に発展したもので、中国・韓国では行われていない。もともとは中国にもあったと思われるが、すたれてしまっているので、今では中国や韓国から日本に腹診を学びに来ている。西洋の腹診が肝臓はどうか、脾臓《ひぞう》は腫れていないかという臓器をみるのに対し、漢方の腹診はお腹に現れている体の反応を見る。

例えば肋骨の下が張っている「胸脇苦満《きょうきょうくまん》」という所見がある。

これはストレスを表している。自覚症状はなくても、診察すると張りの程度はすぐに分かる。その程度によって選ぶ漢方薬が異なる。すなわち、腹診は診断即、治療方針となるのである。

また、お臍《へそ》の下は大動脈が走っているが、これがドクドクと脈打っている人がいる。これは交感神経と副交感神経（これらを自律神経と総称する）のバランスが取れていないことを表している。交感神経が亢奮状態になっているのである。そうすると夜の眠りが浅くなったり、小さな物音に驚いて目が覚めたりする。

これらによって体全体を総合的に診察して、漢方の診断「証」を決定して漢方薬を処方する。証は「症」と書かれたこともあったが、症状に加えて本人の体質を加味して決定される。西洋医学的病名がその原因を考慮して決定されるのに対し、証は人間の状態の分類である。

つぎに漢方の診断＝証について述べる。

3　漢方医療とはどのような診断をするのか

漢方の診断＝証

漢方の診断を始める前には証を決定しなくてはならない。

西洋医学の病名は病気の場所（例えば肝臓）や病気の原因（例えばがん）を基にして付けられるものだが、漢方の証は病気を持つ人間の状態（もともとの体質および病気に対する体の反応）を分類するものである。極端な話、病気のない人を分類することもできる。

西洋医学の病名と漢方の証の関係を、私はよく地球儀の緯度と経度にたとえる。例えば「胃がん」という西洋病名でも、病気の始まりと終わりでは体の状態はずいぶんと異なっている。この体の状態を鑑別するのが「証」である。西洋病名と証はお互いに影響し合うが、基本的には独立したものである。以前、ＷＨＯの会議でこの二つの関連を比較検討した結果を報告したことがあったが、両者はお互いに独立したものであることが確認された。

漢方の証は急性疾患と慢性疾患では異なる。漢方が今も教科書としている古典が『傷寒論』と『金匱要略』である。『傷寒論』は急性の熱性感染症（腸の感染症）を経過に応じて臨機応変に対応することを強調したものであり、そこでは時系列が非常に重要視されている。漢方の診断と治療は一体化していて「鍵と鍵穴の関係」だとしばしば言われる。治療のタイミングを少しでも逃すと薬が全く効かないどころか有害にもなり得るからである。

再び風邪を例に取ろう。西洋医学では風邪と言えば抗ウイルス剤と解熱剤というように、老若男女を問わず同じように治療する。インフルエンザでも、同じインフルエンザでも、日ごろ体力があるのか、胃腸は丈夫なのか、発症してからどれくらい経っているのか、汗が出ているのか、などというように、患者の状態に応じて事細かに治療が分かれている。これが先に個別化治療のところで述べた「同病異治」である。漢方の専門家は風邪の薬だけでも二〇くらいを使い分ける。

一方、慢性疾患の場合には病気が分刻みで動くことはない。むしろ体の弱いところを見つけてそこを正すことによって、システムとしての体の機能が戻り、悪いところが是正されていく。

急性疾患、慢性疾患ともに体力や病気に対する抵抗力を表す虚実《きよじつ》と体が温かいか冷えているかを表す寒熱《かんねつ》は重要な要素になる。以下もう少し詳しく述べる。

虚・実

まず漢方の証の中で最も重要な概念である虚・実について述べる。

虚《きよ》とは中がうつろなこと、実《じつ》とは中が詰まっていることである。

気力が充実して力が漲《みなぎ》っている状態が実であり、気力が衰え力が抜けている状態が虚である。

「虚・実」には厳密に言うと二つの意味がある。一つは病気がない平常時に基礎体力があるかないかという体質的な虚実であり、もう一つは病気になった時の、それをはね返す力の強弱としての虚実で

	実証	虚証
体型	筋肉質	痩せ・水太り
活動性	活発	消極的
栄養状態	良好	不良
消化吸収	大食	少食
食べる速さ	速い	遅い
筋肉	発育良好	発育不良
体温調節	季節に順応	夏ばて・冬は疲れる
声	力強い	弱々しい

表　虚証と実証

ある。この二つはだいたい一致するものだが、病気になった時の病気の勢いなどによっても左右されるので、一致しない場合もある。

これはよく城攻めにたとえられる。急性の感染症で体の外から外邪（病原菌）が攻めてきた時、門がしっかりと閉まっていれば敵は侵入することができない。実の反応というのは何でも閉じている状態である。汗腺《かんせん》が閉じていれば汗が出ない。肛門《こうもん》が閉じていれば便秘になる。外からの敵の侵入を必死に防いでいるのが実の反応である。それに比して、外敵に門をこじ開けられてしまったのが虚の反応であり、汗腺が開いて汗が出るし、肛門が閉まらず下痢になる。古人はそう考えたのだが、これを科学的に見てみるとどうなるだろうか。

インフルエンザを例に取ろう。

インフルエンザウイルスは熱に弱い。だから体温を上げることは、ウイルスを排除する合目的反応である。熱を上げるためには筋肉で熱生産をするために筋肉をがたがたと細かく震わせる（これが悪寒戦慄《おかんせんりつ》である）。そして汗腺を閉じて熱の放散を防ぐことによって体温を上昇させる。こうして素早くウイルスを排除する。

このような病気をはねのける力が強い反応は「実《じつ》の反応」であり、病は早く平癒する。いっぽう虚《きょ》の反応の場合、悪寒戦慄が少なく汗腺が開いてしまうので、汗が出て熱が放散するために体温上昇が不十分で病気を治す力が弱い。こうした虚の反応を示す場合は病気がなかなか治らない。日ごろ体力があって丈夫な人はだいたい実の反応を示すが、虚弱な人や高齢者では汗をかいてしまい虚の反応を示すため病気が治りにくい。無熱性肺炎の方が熱の出る肺炎よりも恐いというのはこのような意味においてである。

しかし、日ごろ虚弱な人であっても病原ウイルスの勢いが強ければ「実」の反応を示し、汗をかかずに熱産生が十分にできる場合もあるし、日ごろ体力のある人であっても徹夜が続いた後などでは病気をはね返す力が弱っていて、実の反応ができない場合もある。

表に平素の体力で判断する虚実を挙げる（前頁の表）。

日本にしかない「虚実中間」

虚実の古代における記載としては前漢末から後漢初めに整理編纂されたとされる『黄帝内経《こうていだいけい》』に「邪気盛んなれば則ち実、精気奪われれば則ち虚」（素問・通評虚実論）とある。ここで問題になるのは虚実が「精気《せいき》」と「邪気《じゃき》」という二つの異なる軸で表現されていることである。

日本漢方がバイブルとする『傷寒論』には「邪気」に対する生体の反応としての虚実が主に記載さ

れている。すなわち抗病反応としての虚実である。では体質・体格的な虚実がないかというとそうではない。薬の量を「強人《きょうじん》」「痩人《そうじん》」によって考えろ、という指示がそれである。

しかしこの体質的・体格的虚実は、主に日本で用いられている概念である。また、特に「虚」でも「実」でもない虚実中間という用語は、全くわが国独自のものである。そもそも「虚実」が単独で証になるというのも日本だけの考えである。中韓では「肝血虚証」などというように、組み合わせの中に入ることはあるが、「虚実」を単独で使うことはない。

WHOの会議で中国・韓国から「虚実中間」というのは正常ということではないかと批判されたが、その時調べた限りでは、この「虚実中間」というのは比較的近年わが国でよく使われるようになった用語であり、西洋医学と共存しながら発達した概念である。

しかし、虚実中間＝正常とはかならずしも限らない。漢方の証には虚実の他、寒熱、気血水《きけつすい》など複数のパラメーターがあり、虚実が中間でも他のパラメーターが異常だということはあるからである。また、虚実中間で寒熱も中間で気血水も異常がなければ正常かと言われれば、確かに体力・体質的には正常かも知れない。しかしながら、すべてが中間という人でも水虫になることはある。すなわち漢方の証が中間＝正常でも、かならずしも病気でないとは言えないのである。

寒・熱

「寒・熱」は虚実と同様に、漢方治療を決める上で非常に重要な要素である。西洋医学と異なるのは、漢方でいうところの「寒熱」は患者の自覚によるものであり、必ずしも体温を測定して決定するものではないことである。たとえ体温の上昇がなくても、病人が自覚的に熱感を訴え、顔色が赤味を帯びており、あるいは発汗傾向があれば「熱」であり、体温計で三九度の熱があっても本人が寒気を訴え、青白い顔でガタガタ震えていれば「寒」である。

寒熱は急性疾患の場合には病気の進行によって移り変わるので注意が必要である。慢性疾患の場合には熱証の人は代謝が良く活動的でよく汗をかくのに対し、寒証の人は代謝が悪く寒がりであまり汗をかかない。治療としては熱証の人は冷ます治療をし、寒証の人は温める治療をする。

空調が整備されている現代人は気温の変化に弱い。体が冷えやすい、またはいったん冷えるとなかなか温まらないという人がいる。いわゆる「冷え症」である。通常は冷え性と書くが、漢方では「冷え症」と書く。冷えは単なる性質ではなく、立派な病症なのである。

慶應義塾大学の調べでは女性の六割、男性でも二割が冷えを感じており、中でも月経のある女性に多い。冷えはそれ自体がつらいことであるが、いろいろな病気の悪化要因にもなっている。たとえば「冷えるとお腹が痛くなる」「冷えると頻尿になる」という症状はよくある。西洋医学では、お腹の痛みが取れるように鎮痛剤を出したり、頻尿の治療では膀胱を拡げるような薬を使ったりする。漢方の場合は、どちらも体を温めてあげれば治るというように考える。冷えを治すことでいろいろな症状が改善もしくは軽減することがある。体を温める薬の代表は附子《ぶし》（トリカブト）や生姜《しょうきょう》（ショウガの根を乾かした薬物）である。

六病位――急性熱性疾患では時間的経過が重要

『傷寒論』は急性の熱性疾患を時間的経過によって太陽病《たいようびょう》、陽明病《ようめいびょう》、少陽病《しょうようびょう》、太陰病《たいいんびょう》、少陰病《しょういんびょう》、厥《けつ》陰病《ちんびょう》の六つのステージに分けて、患者が今、どのステージにあるのかを決定し、治療方針を決める。

太陽病の「太」は「はじめ」を意味するものであり、日の出のイメージである。そこからだんだんと病の勢いが増してきて、太陽が真上に来て照りつけるようになると「陽明病」となる。勢いが衰えて陽が落ちてくると「少陽病」となる。太陰病は日暮れ時である。夜の始まりであり、少陰病は全くの闇の状態、厥陰病は体力が相当に衰えて死が近くなるような状態である。

『傷寒論』に記載されている熱性疾患は、腸チフスまたはその類縁疾患と考えられている。陽明病は熱が極期で便が出ない状態であるが、通常のインフルエンザのような上気道感染症の場合には陽明病を経ずに太陽→少陽→陰病（太陰、少陰、厥陰を区別しない）と進むので、太陽病期か少陽病期かの鑑別が非常に重要になる。

症状から六病位を見分ける

昔は鼻粘膜からウイルスが入ってインフルエンザが発病するという発想はなく、病邪は体の表面から内側に入り込むと考えられていた。太陽病は陽病の始まりを指すが、この時期には病邪は体表にあり、悪寒、発熱、頭痛、咽喉頭痛などの表面の症状を呈する。それが少し深くなると関節痛、筋肉痛

六病位	病期	症状
太陽病	風邪のひきはじめで病邪がまだ表にある	悪寒、発熱、頭痛、咽喉頭痛、関節痛、筋肉痛
陽明病	病邪がお腹にまで達して高熱が出る	便秘、高熱、うわ言、腹部膨満
少陽病	病邪が呼吸器系に達して咳、痰が出始める	口が苦い、咽が乾く、めまい、嘔気、舌の白苔、夕方の熱
太陰病	長引いて消化器機能が落ちてくる	腹満、嘔吐、下痢、腹痛、食欲不振
少陰病	体力が消耗して倦怠感が強い	全身倦怠感、気力低下、胸苦しい、下痢、手足が冷える、咽中痛む
厥陰病	体力が落ちきって熱産生ができない重篤な状態	動悸、胸が痛い、下痢・嘔吐、四肢が冷たい
例外 直中の少陰	いきなり少陰病から始まる。虚弱者や高齢者。元来から冷え症で体力がない。普段は体力があっても体力を消耗してしまった。	

表　『傷寒論』における六病位

となる。上気道炎やインフルエンザに対してよく用いられる葛根湯と麻黄湯《まおうとう》はこの太陽病の薬である。麻黄湯は、病気の勢いがより強く、関節痛、筋肉痛などの症状を呈する場合にも用いられる。

インフルエンザの場合には、太陽病のステージの次は「少陽病」のステージである。表から入った病邪が「半表半裏《はんぴょうはんり》」という位置に入り込む。この「半表半裏」の意味は、表と裏との間という意味で、呼吸器系や消化器系など、外とつながっている臓器（呼吸器、胃）のことを指す。例えば咳、痰が出始めたら「太陽病」期から「少陽病」期に進んでいると考え、葛根湯ではなく小柴胡湯《しょうさいことう》をのむ。また、少陽病期には嘔気などの消化器症状も呈する。

病気をはね返す力が十分にあれば、この状態からじょじょに回復していくのであるが、病気が長引くと陰病へと入る。陰病の特徴は倦怠感と体の冷えである。体力の弱い人ではいきなり陰病から始まる場合があり、これを直中《じきちゅう》の少陰という。

気・血・水　体のバランスの崩れているところを探す

「気《き》・血《けつ》・水《すい》」は、東洋における仮想的《ヴァーチャル》な病理概念である。西洋にもヒポクラテスらが用いた体液病《たいえきびょう》理学《りがく》（humoral pathology）がある。血液、粘液、黒色胆汁《こくしょくたんじゅう》、黄色胆汁《おうしょくたんじゅう》からなる四体液《よんたいえき》は栄養摂取による物質代謝の産物で、この四体液が正常混合の場合、人間は健康だが、異常混合になると病気が発生すると考えるものである。すなわち環境、生活様式、体質が病因となるのである。上記の体液論に加え、東洋医学の「気」に類似する「プネウマ（pneuma）」という概念も、古代の病理学に大きな影響を与えた。解剖学や生理学の発達する以前の医学が洋の東西を問わず同じようなことを考えていたことは興味深い。

「気」「血」「水」は、ともに体を機能させるために必要な要素である。人間の体は気・血・水すべてが体内を循環して正常に働くのだが、それぞれが鬱滞《うったい》・偏在することによりさまざまな障害を起こすとされている。

・「気」と気の異常

「気」を用いた表現は多い。「気が若い」「気が短い」「気を落とす」「気を失う」「やる気がない」「気の抜けた状態」などというように、われわれは「気」という言葉を日常的に使っている。しかしなが

気虚	症　状	元気がでない、気力がない、体がだるい、疲れやすい、食欲・意欲がない、日中の眠気（特に食後眠くなる）など
	用いられる生薬	人参、白朮、黄耆
	用いられる処方	補中益気湯、人参湯、四君子湯、六君子湯など
気うつ	症　状	頭重感、咽喉がつまる、胸苦しい、不眠、手足がだるい
	用いられる生薬	厚朴、紫蘇、香附子
	用いられる処方	香蘇散、半夏厚朴湯、大承気湯、小承気湯など
気逆	症　状	のぼせ、動悸、頭痛、ゲップ、発汗、不安、焦燥感、顔面の紅潮
	用いられる生薬	桂枝
	用いられる処方	桂枝湯、苓桂朮甘湯、桂枝茯苓丸など
血虚	症　状	爪が脆い、髪が抜ける、貧血、集中力低下、こむら返り、過少月経、貧血、皮膚のかさつき、爪の変形、白髪
	用いられる生薬	当帰、芍薬、地黄、川芎
	用いられる処方	四物湯、芎帰膠艾湯、十全大補湯、人参養栄湯、加味帰脾湯
瘀血	症　状	口乾、痔、月経異常、唇や舌の暗赤色化、色素沈着、静脈瘤、細絡（毛細血管の拡張）、目の下のクマ、腹部所見も見られる
	用いられる生薬	当帰、川芎、桃仁、牡丹皮、芍薬、紅花、水蛭、虻虫、䗪虫
	用いられる処方	桂枝茯苓丸、当帰芍薬散、桃核承気湯、大黄牡丹皮湯、折衝飲、大黄䗪虫丸
水毒	症　状	めまい、立ちくらみ、頭重感、乗り物酔い、悪心、下痢、舌歯痕、浮腫
	用いられる生薬	茯苓、沢瀉、蒼朮、猪苓
	用いられる処方	五苓散、真武湯、防已黄耆湯、木防已湯、茯苓飲、小青竜湯

表　気血水の異常

ら、気とは何かと問われて答えるのはむずかしい。感覚的には分かっていたとしても、説明するとなるとむずかしいのである。英語では「気」を「energy」と訳す場合もある。何か生体に生きる力を与えるような存在なのである。

古代の人は人間の生き死にを呼吸の有無で判断した。脈で判断した方が確実と思われるが、高貴な人に直接触れるのは畏《おそ》れ多いという時代性もあったのだろう、真綿または羽毛で呼吸の有無を見て生死を確認したのである。そうすると、生命の元である気が外から入ってきて中で人間を生かしているという発想になる。体の外に目を移すと、風が吹けば木の葉が舞い、気は動いて軽いものだということが分かる。そうすると気というのは生命の源であり、体中を巡るものだと考えられるようになった。よって気の異常には「気」自体が足りない場合（気虚）と「気」はあっても巡らない場合とがある。巡らない場合も沈重している場合（気うつ）と上に行って突き上がる場合（気逆）とがある。

・「気虚」

「気」は生命活動の根源であるが、その気が不足してしまうのが「気虚」である。根元《こんげん》の気《き》（元気）が全身的に不足している状態とされ、その症状は胃腸機能低下などにより、全身的に体力、気力のない状態と理解できる。症状としては、元気が出ない、気力がない、身体がだるい、疲れやすい、食欲・意欲がない、日中の眠気（特に食後眠くなる）などである。当てはまるものがある人は気が不足しているので要注意である。

気が不足する原因は二つある。気そのものが「先天の気」と「後天の気」に分けられるからである。「先天の気」は「腎《じん》」が司《つかさど》り「腎気《じんき》」とも呼ばれる。例えば大相撲の横綱になるような人には生まれついて体格的にも体力的にも恵まれている人が多い。そもそも親が丈夫であれば子も丈夫であることが多く、こればかりはいかんともしがたい。私の患者さんで江戸時代から続く関取の家系の方がいた。今は違う職業についているが、体格がよくて生活習慣病をいくつも持っていてもおかしくはないのだが、検査で何一つ異常が出てこない。一方、生まれつき虚弱な人もいる。

また、どんなに丈夫な人でも、疲れがたまって食欲がなくなることもある。先天の気に対して「後天の気」が不足しているためである。後天の気は胃腸から得られるもので、胃腸の調子と関係する。疲れすぎて食欲が落ちると後天の気が落ちてくるのである。

現代人は不規則な生活、夜更かし、寝不足で「気虚」に陥ることが多い。適度に体を動かして十分に休息をとることが「気を充実させる」ために必要である。先天の気は努力ではいかんともしがたい場合が多いが、後天の気が不足している場合には胃腸機能を高める補中益気湯、人参湯《にんじんとう》、四君子湯《しくんしとう》、六君子湯《りっくんしとう》などを用いる。胃腸は冷えると働きがわるくなるので、温かいものを食べて腰から下を冷やさない注意も必要である。

・「気うつ」（気滞）

気は体の中を巡っているものであるが、これが停滞してしまうと気うつという状態になる。これを気滞と呼ぶ場合もあるが、お腹がはる、ガスが多いなどの特有の身体症状をもって気滞とする場合もある。頭重感、のどがつまる、胸苦しい、不眠、四肢倦怠感などの多彩な症状を呈する。

気うつの代表的な症状である「のどがつまった感じ」は西洋医学では「咽喉頭異常感症」で知られている。漢方ではこれを「咽中炙臠《いんちゅうしゃれん》」と呼ぶ。炙《あぶ》った肉がのどに引っかかったような感じという意味である。こうした症状を呈する人には真面目な人が多い。明日、会社で大事なプレゼンテーションがある、とか、重要な書類を来週までに仕上げなくてはならない、などといったことによって起こりやすい。これがいい加減な人だと「どうでもいいや」となってしまうのであろうが、真面目な人はきちんと期日を守らなくてはならないなどと考えるので、のどに何か引っかかったような感じがするのである。時には食べ物が下りていかないなどという場合もある。精神的なものが原因で身体症状を起こすことを「心身症」といっていたが、最近では「身体表現性障害」という。咽中炙臠もこの「身体表現性障害」の一つである。西洋医学でも「梅核気《ばいかくき》」ということがある。梅核というのは梅のタネである。梅のタネがのどに引っかかっているような感じがする、という意味である。

治療としては漢方薬では香蘇散《こうそさん》、半夏厚朴湯《はんげこうぼくとう》、大承気湯《だいじょうきとう》、小承気湯《しょうじょうきとう》などで対応する。香蘇散は、加藤清正《かとうきよまさ》の朝鮮出兵の際、籠城を余儀なくされた兵士が戦意を喪失させていく中、清正の侍医が兵士を奮い立たせるために香蘇散を多く用いたという逸話が残っている。こうした気剤としての香蘇散の使い方は日本独自であり、元来、風邪薬であったものを別の目的に用いた日本人の工夫である。

薬だけでなく、気持ちをゆったりさせ、気分転換をうまくして、凝っている局所を温めることも重要である。

・「気逆」

滞《とどこお》った気が上に突き上がった状態を指す。気には軽い、という性質があるが、滞った気の行き場がなくなった場合に、気が上に突き上がる状態である。

怒り心頭の時に怒髪天《どはつてん》を衝《つ》くなどというが、これなどはまさに気逆の状態である。急にカーッと怒ったりすると起こるが、怒りがなくても急に顔や頭がのぼせたり、動悸がしたりするのが気逆の症状である。

漢方に「奔豚気《ほんとんき》」というのがある。豚（もしくは猪）が集団で走るさまをいうが、今でいうパニック障害がこれに相当する。例えば電車に乗って降りられないと思った瞬間に動悸やめまいがする、というのが典型である。

このような症状で漢方を受診される方も多いが、まずは抑肝散《よくかんさん》などで気を落ち着かせる。パニック障害の治療には、まずいくら動悸がしても生命の危機に直結することはないことを説明し、小さな成功体験から始めてじょじょに自分で克服してもらうのが一番である。漢方治療はその補助と考えている。

「血」の異常

気に比べれば血は古代の人にとってもはるかに分かりやすい概念であっただろう。けがをすれば血が出るし、動物を食べようとしても血が出る。大量に出血すると栄養が不足する。「血」は、おおよそ今でいう血液のことであり、気とともに全身を巡り、各組織に栄養を与える。血が不足すれば組織が栄養不足（血虚）になるし、循環が滞ることで「瘀血」という障害を起こす。

・「血虚」

血の「栄養を運ぶ」機能が損なわれたのが「血虚」である。血は全身を巡っているために、血虚は体の表面の症状で判定できることが多い。爪がもろい、皮膚がかさつくなどは見た目に分かる典型的な症状である。爪は健康のバロメーターなどという言い方をするが、爪が割れやすい、二重爪、たて筋が強いなどの症状のある人は血虚状態にある。また、皮膚がかさつく、くすんだ色をしているなども血虚症状である。これはがんなどの慢性の消耗性の病気が長引いた場合に見られる症状である。また、病的な白髪、脱毛なども血虚症状である。

　こうした場合に用いられるのが四物湯《しもつとう》である。四物湯は漢方の重要な処方単位なので、四物湯をベースにした薬は沢山ある。たとえば不正出血が止まらない時に用いる芎帰膠艾湯《きゅうききょうがいとう》、がんなどの進行してしまった場合によく用いる十全大補湯、呼吸器の慢性疾患などに用いる人参養栄湯《にんじんようえいとう》、それに不眠・

不安感に用いる加味帰脾湯《かみきひとう》などがそれに当たる。

・「瘀血」

「血」の栄養が働くためには、血液が体中を巡って栄養が運ばれなくてはいけない。この栄養を運ぶ「血」の巡りが悪くなったために起こる病態を瘀血といい、漢方の証の中でも非常に重要なものである。現代医学では微小循環障害と解釈されている。

血液は全身を巡っているが、心臓から組織に血液を送り出すのが動脈である。組織に栄養を与えた後、心臓に血液を戻すのが静脈である。動脈と静脈の間をつなぐのが毛細血管であり、場所によっては直径が五ミクロンくらいしかないところもある。ところが栄養を運ぶ本体である赤血球は直径約七ミクロンある。どうやって毛細血管を通過するかというと、赤血球には「変形能」と呼ばれる能力があり、細いところを通るために形を変えることができるのである。瘀血の病態の一つとして、この「赤血球の変形能」が損なわれている可能性が示唆されている。

瘀血の症状の代表は、女性によく見られる種々の月経異常である。月経時の痛みであったり、月経前のイライラだったりする。静脈瘤《じょうみゃくりゅう》、痔も瘀血の所見である。妊娠の後期に大きくなった子宮が骨盤内の血行を障害すると静脈瘤や痔になることがあるが、これも瘀血である。その他、血行障害による皮膚の色素沈着、目の下のクマなどもそうである。また、口が乾くけれども水を飲みたいわけではない、と訴える人もいる。漢方では口が乾くが水を飲みたいわけではない「口乾」と水を飲みたい

「口渇」を区別する。「口乾」は瘀血や冷えの症状であり、口渇は体内の熱や水毒の症状である。

漢方薬では桂枝茯苓丸《けいしぶくりようがん》、当帰芍薬散《とうきしやくやくさん》、桃核承気湯《とうかくじようきとう》、大黄牡丹皮湯《だいおうぼたんぴとう》といった「駆瘀血薬」が用いられる。これらの薬は血液の循環をよくすることで瘀血を改善する。動物性生薬である蛭《ひる》（水蛭《すいてつ》）、虻《あぶ》（虻虫《ぼうちゆう》）が使われることもある。蛭や虻は動物の血を吸う生き物であるが、吸った血が固まらない物質を持っている。蛭から取れた物質はヒルジンといって米国では「レフルダン」という商品名で医薬品になっている。抗凝固作用を持つ物質は、血液を固まりにくくすることで血流をよくすると考えられている。

薬以外では、運動して循環をよくすることが大切である。月経痛が強い時には、子宮の瘀血を解消するために携帯用カイロなどで下腹を温めると痛みが和らぐことがある。肩こりも瘀血症状の一つなので、ストレッチや全身運動で血流をよくすることで改善する。

「水」の異常

水とは血液以外の体液一般を指す。擦《す》り傷などで血以外のものが出たり、嘔吐などで胃液が吐出すれば体内に何か血以外の水があることは古代の人でも理解できたであろう。漢方では生理的体液を津《しん》液《えき》といい、病的な体液を痰飲《たんいん》と呼ぶ。

・「水毒」

水毒とはこうした体内の水の変調や偏在によって起こる。偏在する場所が頭であれば、めまい、立ちくらみ、頭重感、乗り物酔い、嘔気などが起こる。腸管であれば下痢になる。全身であれば浮腫となる。舌を見ると歯痕（歯形）がついていたりする。

偏在した水は冷える性質があるので、それでさらに体調が悪化する。日常生活においては体を冷やさないようにすることが大切である。現代では冷蔵庫の普及によって冷たいものを摂りすぎる傾向にあるせいか、水毒の人が多い。特に若い女性に水毒が多い。

アルコールも水毒の原因となり、特に冷えたビールは要注意である。よくある質問で、水毒があったら水を飲まない方がいいのか、というのがあるがそれは違う。水分を過剰に摂ってもきちんとそれに見合った尿量が出ていれば水毒にはならない。水毒に陥りやすい人は、飲む水の量と尿量とが一致していないのである。尿から余計な水を出すためには当然、腎臓の血流も関係してくるわけで、体が冷えて血流が悪いと水毒になりやすい。

また、水毒の人は頭痛、関節痛、耳鳴りなど種々の症状が低気圧の接近で悪化する。例えば雨が降ると頭痛がする、という人は水毒である。全身の水毒でなくとも、腸の水毒で下痢を起こすこともあるなど、体内の水の偏在が問題なのである。

こういう時に用いられる漢方薬が五苓散、真武《しんぶ》湯《とう》、防已《ぼうい》黄耆《おうぎ》湯《とう》といった薬である。

関節リウマチの患者さんを治療しているうちに頭痛が取れた、という場合がある。これは水毒の治療をすることで、関節の痛みも頭痛も両方とも改善されるのである。これが西洋医学であると関節リ

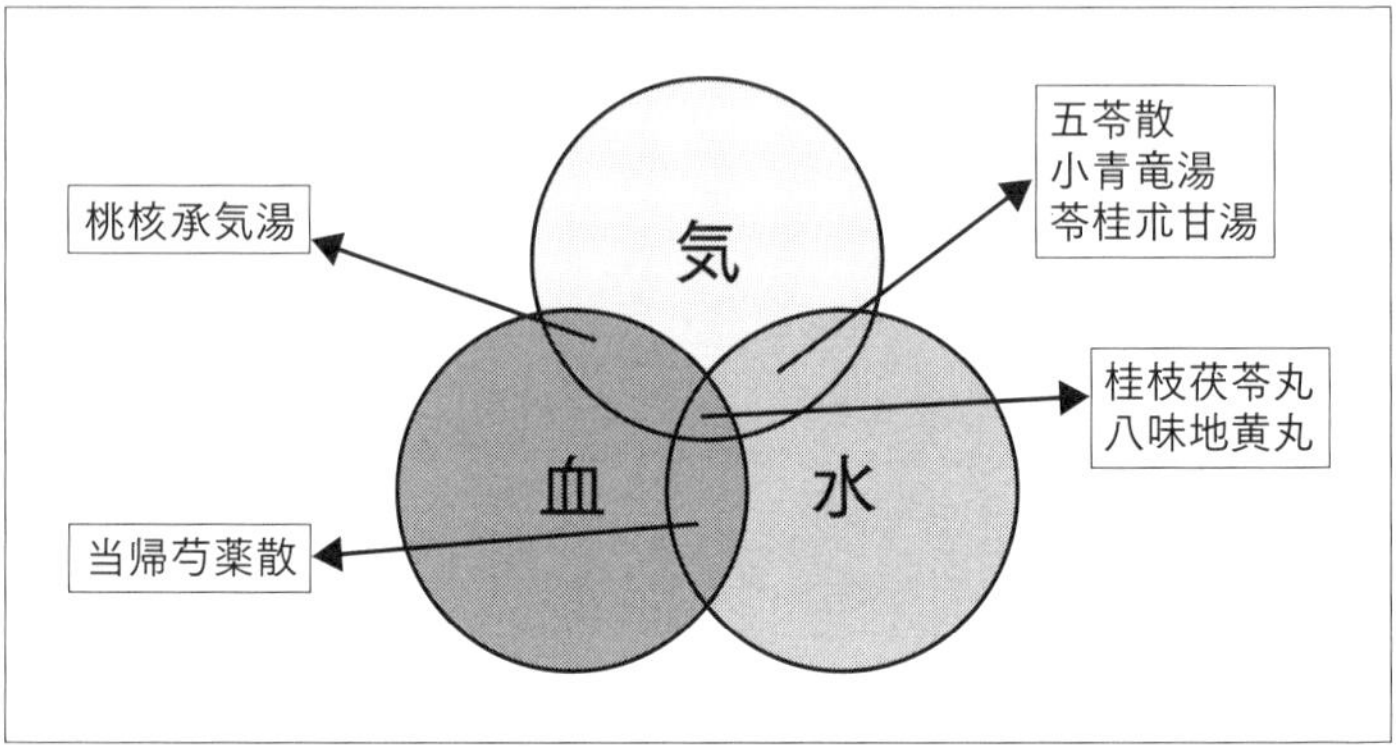

図　複数の気・血・水の異常に用いる漢方薬

ウマチは膠原病《こうげんびょう》科であり、頭痛は神経内科である。一見別々の症状のようにみられるこれら二つの症状が水毒ということでつながっていたりするのである。同時にめまいや立ちくらみが改善したりする。漢方をやっていると体はそれぞれの臓器や血管などが独立して動いているわけではなく、つながりを持ち、絡み合っていることを実感させられる。

・「気・血・水」の異常が複数ある場合

人間の体は単純ではないので、気・血・水の異常は複数にまたがることが多い。そのようなときに気・血・水のどこに重点をおくかはその時々の状況によっても異なるが、気虚症状がある場合には胃腸機能が弱っていることを意味するので、気虚症状を優先して治療することが多い。しかし、漢方薬のよい点は複数の生薬が複数の働きをすることである。そのため、気・血・水の異常が複数ある場合でも漢方薬一つで対応が可能である。

それでは、この節で見た漢方の基本的な考え方を踏まえて、次節では漢方薬とはどういうものなのかについて見ていこう。

4 漢方薬とは何か？

そもそも漢方薬って何？

よくある質問に「どくだみは漢方薬ですか？」「げんのしょうこはどうですか？」といったものがある。どくだみやげんのしょうこは民間薬と呼ばれるものである。では漢方薬とはどう違うのだろうか。

まず、民間薬は単数の生薬であるのに対し、漢方薬は複数の生薬が組み合わさっている。また、民間薬が民間に伝承されてきたものであり、成文化されていないのに対し、漢方薬は出典が明らかである。

漢方薬は紀元前からあったが、書物にきちんと記載されているのは後漢末期（約一八〇〇年前）に書かれた中国伝統医学の古典、『傷寒論』と『金匱要略』である。中国西方の長沙《ちょうさ》の太守（県知事）をしていた張仲景《ちょうちゅうけい》の著と言われているが、実在したかどうかも不明な謎の人物である。この『傷寒論』と『金匱要略』はいまなお日本漢方のバイブルとなっていて、今の医療用漢方製剤の約半分を占めている。残りはもっと後の時代にじょじょに作られてきたものである。ほとんどは中国で作られたものだが、日本で作られたものもある。

一番新しい漢方薬は、一九五二年に大塚敬節が作った七物降下湯《しちもつこうかとう》という漢方薬である。現在使われている漢方薬は、一八〇〇年前から五〇年くらい前までの長きにわたって作られたものの集大成ともいえる。

ハーブとの違いは？

漢方がこれだけ長く続いてきた理由として、生薬の組合せに名前をつけたことが大きいと思う。葛根湯という名前の漢方薬なら、どういう生薬が使われていて、それらがどういう配合比なのかということが一八〇〇年前と変わらずにわかる。料理のレシピと同じである。そのレシピが残っていて、なおかつ葛根湯という名前がついているので、今でも再現が可能である。まさに歴史的遺産なのである。

では西洋ハーブとの違いは何か？　ヨーロッパでも修道院が治療所を兼ねていて、生薬を栽培していた。今でもカモミール、セントジョーンズワートなど数多くの生薬が用いられている。おそらくは生薬同士を組み合わせたこともあったであろうが、残念ながらそれに対して命名をしなかった。よってその組合せは再現することができない。漢方の中にも甘草《かんぞう》だけの甘草湯《かんぞうとう》、大黄《だいおう》だけの将軍湯《しょうぐんとう》、高麗人参だけの独参湯《どくじんとう》などもあるが、生薬を組み合わせて用い、その配合比まで決まっているものの方が大多数である。西洋ハーブとの違いもここにある。西洋ハーブに関しては、少なくとも体系立った文献はない。

一方、中国では、例えば風邪に使われている葛根湯は葛根《かっこん》、大棗《たいそう》、麻黄《まおう》、甘草《かんぞう》、桂枝《けいし》、芍薬《しゃくやく》、生姜《しょうきょう》という生薬を組み合わせたものであり、生薬の比率もきちんと規定されている。これから麻黄を除くと桂枝加葛根湯《けいしかかっこんとう》という薬になり、さらに葛根を除くと桂枝湯《けいしとう》という、最も古くから存在するとされる漢方薬になる。『傷寒論』と『金匱要略』には桂枝湯に関連する処方が数多く存在する。また、『傷寒論』と『金匱要略』ともに、最初に出てくる処方はこの桂枝湯である。

もしも組合せはしたとしても処方に名前をつけなかったらどうなっていただろうか。中に含まれる七種類の生薬すべてを羅列しなくてはならないとしたら、かなり複雑なものになっていたはずである。その代わりに『葛根湯』と命名した時点で誰もが同じものを想像できる。いちいち「葛根8g、麻黄4g……のあの処方」などと言わなくて済むのである。名前をつけることでそこに一つのアイデンティティーが生み出される。これこそがまさに二〇〇〇年の歴史の中で生き残ってきた秘密なのである。

なぜ組み合わせる必要があるのか？

ではいつからこの組合せなるものができたのであろうか？　一九七三年、湖南省長沙市の「馬王《まおう》

単行	１種類の薬だけで治療を行う場合
相須	２種類の薬が相互に協力しあって薬の薬効を高めたり、新しい薬効を発揮する
相使	２種類以上の薬のうち１種類の薬能を他薬と配合することにより薬能を高める
相悪	２種類以上の薬を配合するとき、互いの薬効（作用）を弱める働きをする
相反	２種類以上の薬を配合するとき、相反する作用によって薬効の減弱、あるいは副作用を発現する
相殺	２種類以上の薬を配合するとき、互いの毒性をなくす働きをする
相畏	２種類以上の薬を配合するとき、１種類が他薬の作用（毒性）を弱める働きをする

表　薬の七情

堆《たい》」三号漢墓から、医学帛書《いがくはくしょ》（絹地の文書）が発見された。漢文帝一二年（紀元前一六八年）に埋葬されたものと見られるが、およそ紀元前二〇〇年くらいの医学レベルを表したものと推定されている。驚くべきことにこの帛書『五十二病方』に出てくる薬物は、ほとんど組合せなのである。

ではなぜ組み合わせる必要があったのだろうか？　こうした質問を医学生、薬学生にすると、「組合せによって薬の標的が複合的になり、全人的に効くから」とか「お互いの作用を強めあい、副作用を弱めあうから」という返事が返ってくる。

薬物と薬物を合わせた場合、薬物相互作用が起こる。相互作用とはお互いの力を強めあう相乗効果がよく知られているが、約二〇〇〇年前に書かれたとされる『神農本草経《しんのうほんぞうきょう》』序文には、すでに「薬の七情」として、薬物の組合せによる効果について上の表に示す七つの場合が記述されている。

以上に加えて、個人的には、ここにはもう一つ重要な鍵があるのではないかと考えている。それは、組合せにより薬の種類が飛躍的に増えることである。すなわち、三種類の生薬があった場合、一つずつなら三種類であるが、二つの組合せは三通りである。三つの組合せは一つであるので、合計七種類の薬ができることになる。

　これを数学的に表すと、一つの生薬を選択するかどうかで二通りある。それが三つの生薬になると二の三乗で八となるが、すべてを選ばないという選択が一通りあるので七通りとなる。同様に生薬が四つあれば二の四乗引く一となり一五通りである。現在医療用としてわが国で承認されている生薬は二〇〇あまりあるので、できる種類は天文学的数字になる。

　しかし実際にはこれだけではない。生薬の組合せは一定の比率をもって初めて意味をなすからだ。例えば前出の桂枝湯であるが、芍薬の量を増量しただけで桂枝《けいし》加芍薬湯《かしゃくやくとう》という全く別の漢方薬になる。そうなると単に組合せの数だけでなく、配合比まで含めるととんでもない天文学的数字となる。だからこそ、個人個人の細かい症状に応じた治療ができるのだ。

処方単位の日本漢方、生薬単位の中医学

　こうした生薬の組合せ自体を重んじて行ってきたのが日本漢方である。漢方の原型は後漢の時代に作られた『傷寒論』であるが、この書は「こういう症状があったら、こんな漢方薬がよい」という非常にシンプルな治療指示書であった。たとえば葛根湯なら、「風邪などの熱の出る感染症の初期で寒気と熱があるけれども汗が出ない、というタイプに用いる」と書かれている。

日本はまだこの形式を採っている。日本漢方の特色は身体所見を見立てて、それに見合った漢方の処方を選ぶところにある。処方の中の生薬の比率は厳密に決まっていて、人によって細かく生薬の比率を加減するようなことはあまりしない。だからこそ、わが国では医療用漢方製剤が可能となり広く普及したのである。

それに対して中国は理論が細かくなっていて、人の見立ても細かい。よって個人個人を細かく分類し、生薬単位で処方を行う。葛根湯がベースになっていても、生薬一つ一つの量が異なったり、生薬自体の加減をすることで、細かい個別化医療をするのが中医学の特徴である。

こうした日本漢方の特徴は「方証相対《ほうしょうそうたい》」と称される。

証＝診断が決まればそれに合致した方＝治療が決まるというものである。

それに対し中国の証の立て方は「弁証論治《べんしょうろんち》」といい、証を細かく見立てる。

処方にも性質があると考えた日本

日本独自の考え方に「薬方の証」というものがある。先に処方単位の日本漢方では、方（治療）と証（診断）が合致していると述べた。このことをここでもう少し詳しく説明しよう。

証が生体の状態の分類であることは前述したとおりである。これを個人のレベルにまで分類してオーダーメードの治療をすると、一〇〇〇人いれば一〇〇〇通りの治療となる。生薬レベルまで個別化すれば、たしかにそれも可能である。

いっぽう、処方単位のオーダーメードだと、それほどには細かくない、小さなグループができる。今、わが国で保険などで使える医療用漢方製剤は一四七種類である。これを処方単位でグループ分けすると一四七通りまでしか分けることができない。別の言い方をすると、処方の持つ個性を重視して、その処方が適応になる人はどのような人であるかを見立てるのである。このように、その患者の持つ特徴と薬の持つ特徴の相性を判断するのが「方証相対」である。

そうすると、人の見立てとともに薬の性質も熟知しておかなければならない。日本では「葛根湯の証」という言い方をするが、「葛根湯が効くのはこういう人」というように、「薬から人間をみる」やり方を継続してやってきたのである。

こうした日本独特の考え方は明治以降も続き、昭和に入ってからも、たとえば頭痛の患者に片っ端から五苓散を処方して、五苓散が効く人はどのような人で、効かない人はどのような人か、という弁別をやってきた。処方にも個性があるので、その個性をよく知るためにも、あまり個々の加減をしない方がいいのである。私が漢方習い立てのころにも、煎《せん》じ薬《ぐすり》の加減をあまりしないように教育された。さもないと「葛根湯」がどのような場合に効くのかが分からないからである。

漢方薬の剤形

漢方薬というと、エキス顆粒か錠剤・カプセルのものを思い起こされる方が多かろう。しかし、従来の漢方薬にはいろいろな剤形がある。一番多いのは葛根湯などのように「湯《とう》」が付く薬である。よく知られる葛根湯などの「湯」は中国語では「スープ」の意味である。つまり煎じ薬である。漢方薬イコール煎じ薬と思われるかもしれないが、そうではない。

漢方薬には当帰芍薬散のように「散《さん》」の付くものもあれば、八味地黄丸《はちみじおうがん》のように「丸《がん》」が付くものもある。これらはどう違うのだろうか。まず、「散」は生薬を薬研《やげん》で粉にしたものである。代表的なものは当帰芍薬散や五苓散である。煎じ薬と違い、携帯・服用に便利で即効性がある。丸剤は八味地黄丸など、薬剤を細かく砕いて細末《さいまつ》にして、適量の煉蜜《れんみつ》などを加えて丸めたものである。服用、携帯、貯蔵に便利で正確な分量を得ることが容易で効き目の持続性が長いという利点がある。

しかし、従来の製法ではなく、当帰芍薬散や桂枝茯苓丸《けいしぶくりょうがん》といった従来は散剤や丸剤であったものも、現在では煎じることが多い。この場合には「当帰芍薬散料」や「八味地黄丸料」というように「料《りょう》」をつける。しかし、本来的には従来の剤形の方が好ましい。散や丸の場合は生薬そのものを粉末にしているので、煎じたものとは成分がかなり違う。特に芳香性の精油成分は、煎じ薬にすると飛んでしまうため、散剤や丸剤独特の香りがなくなってしまう。当帰芍薬散の場合、当帰《とうき》、川芎《せんきゅう》ともセリ科の植物であり、精油成分が多く含まれている。桂枝茯苓丸の場合は桂皮の香りが強い。どちらも新鮮でないと香りが飛んでしまい、効果が薄れてしまう。

また、服《の》み方にもルールがある。五苓散は白粥《しらかゆ》に混ぜて服薬し、当帰芍薬散や八味地黄丸はお酒でのむことになっている。奥様から禁酒を強いられていた患者さんに八味地黄丸はお酒で服むのがいい、というとにっこりされるのだが、通常お猪口《ちょこ》一杯の日本酒をコップ半分ほどの適温の湯で割ってのんでもらう。決して過量にのむ必要はないのである。

そのほかに外用薬もある。紫雲膏《しうんこう》は華岡青洲が中国の明代の潤肌膏《じゅんきこう》という薬をもとにして創ったもので、当帰、紫根《しこん》などを原料としている。

じつは煎じ方も『傷寒論』『金匱要略』には指示があり、小柴胡湯などは「再煎《さいせん》」といって、一度煮出した生薬を取り除いて再び煎じるように指示してある。その他、煎じる水も空気に十分触れさせた水を用いるようにとの指示があったりとじつに奥が深い。現代では複雑な煎じ方を避け、一律に煎じ方を決めているところが多いが、本来の煎じ方には必ずその意味があるのだろう。さらに薬の服み方にも実に細かい指示がある。例えば桂枝湯には、服用した後、温かいお粥を食べ、布団をかぶって、じっとりと汗をかくようにという指示がある。

日本のエキス製剤技術は世界一

日本において漢方薬を服用する場合、漢方医から処方されるのはほとんどがエキス製剤である。このエキス製剤を水でのんだり、お湯に溶かしてのんだりする。

漢方のエキス製剤とは、決められた漢方の処方によって、生薬を煎じた液からエキス成分を抽出し製剤化したもので、濃縮したり乾燥させたりして作られたものである。いわばインスタントコーヒーのようなものだ。生薬の加減はできないが、煎じ方によって濃度や成分のばらつきがでることがなくなるし、しかも煎じる手間がかからず、一定の効果も期待できる。患者にとっても携帯に便利で、服用しやすく、長期保存も可能で、おかげで外出先などどこにいても、漢方薬が手軽にのめるようになった。

日本はこのエキス製剤を作る技術がとても高く、世界一である。ドイツには脳の血流をよくするといわれているイチョウ葉のエキス製剤があるが、イチョウ葉一つの生薬から作るにしても品質管理がすごく大変である。ところが、漢方には生薬が六つも七つも入っている。たとえば葛根湯は七種類、十全大補湯は一〇種類も生薬が入っている。それら複数の生薬をエキス製剤にすることを見事にやってのけているのである。他では真似のできない技術である。また、農薬や重金属のチェックなども非常に厳しく、安全性が高い。安全性を担保した日本のエキス製剤技術は海外からも高い評価を受けている。

薬用量の違い

中国の中医学と漢方との違いの一つに薬の量がある。日本と中国とでは薬の量が五倍から時に一〇倍くらい異なる。日本の煎じ薬の一日の生薬量は10～30gくらいであるが、中国に行かれて薬をもらった人は経験があるかもしれないが、一回の煎じ薬が大量である。それをお鍋に入れて、親指の第一関節分くらい生薬の上に出るように水を入れて煎じる。

これは、人々の薬に対する期待の違いであるともいうことができる。中国では薬を沢山もらうことが好まれる。その代わり薬を服む期間は短い。それに対して日本の漢方は、ことに慢性疾患においては長期に服薬することが多い。

生薬の刻み方も異なる。日本では「刻み生薬」といって生薬を細かく刻む。これに対して中国では飲片《いんぺん》は大きく切裁する。表面積を大きくし、抽出率をよくするためには細かく刻んだ方が効率はいい。生薬が豊富に入手できた中国と、限定されていた日本との違いでもあるのだろう。

養生訓にある薬用量の違い

こうした薬の量の違いはいつからはじまったのか不明であるが、文献上に記載があるのは貝原益軒《かいばらえきけん》の『養生訓』（一七一三年）である。そこにはこうある。

「中国の人びとは薬を煎じる水が少なく、薬の一服の量が多いので、煎じた汁がひどく濃くて薬の力が強く、病気を早くなおすという。ところが日本の薬はなぜこのように小服なのであろうか。それは次のような三つの理由がある。

一つは中国の人は日本人より生まれつき壮健で胃腸が強いので、飲食が多く、肉もまた多く食べる。が、日本人は生まれつき薄弱で、胃腸も弱く食は少なく、牛馬や犬羊を食べることに適していない。さっぱりとした軽いものを食べるようになっている。ゆえに薬剤も昔から小服に調合するといわれている。これが一説である。

けれども中国の人も日本人も人間として同じである。身体《からだ》の大小、強弱の点では日本人は小さくて弱いが、いまの医者が用いるように、中国の人の三分の一、五分の一ほどの少量でなければならない根拠はない。だから日本の一服の量をこんなに小服にしてはいけない、と説くひともいる。またあるひとはいう。日本は薬種が少なく、ないものも多い。遠い中国や南蛮《なんばん》諸国から船で輸送されたものを買うので高価になる。大服にすると代価が高くなる。だから薬剤を大服に調合できない。ことに貧しい医者は薬種を惜しんで多く使わない。それゆえに小服にしたのが古来からの習慣になって、富貴の人の薬であっても小服にしたといわれる。これも一説である。

また次のような説もある。日本の医者は中国の医者に及ばない。ゆえに薬を用いるときに、多くの場合にその病気に合わないのではないかと恐れる。だから思いきって一回量を大服にして使用できない。万一、大服にしてその病気に適合しないと、かえって大害になることを恐れて小服を用いる。かりに薬が合わなくても、小服であればそれほどの害はない。もし応じたときは小服でも日を重ねて使えば益はあるだろう。こうしたことで古来から小服を用いているといわれる。これもまた一説である。

以上の三説によって日本の薬は、古来から小服であるといわれている。」（巻第七「用薬」伊藤友信訳、講談社学術文庫）

すなわち、理由を三つ挙げている。日本人は胃腸が丈夫でない、生薬資源が限られている、日本の医者は腕が悪い、というのである。

また、「日本人は、中国の人のように壮健で胃腸が強くないので、薬を小服にするのが適当であるとされているが、その体形の大小は似たようなものだから、その薬の分量が中国人の半分にも及ばないのは疑問である。薬剤をいま少し増量するのがよかろう。たとえ昔から間違って小服であったとしても、過っていることがわかれば改めるのに遠慮はいらない。

現在の医者の処方をみると、一服がいかにも少ない。（中略）現代の医者の処方による薬は、その病気に合うものが多い。が、効《きき》めが早くなく、なおりにくいのは、小服で薬の量が少なく、力が足りないためではなかろうか。」（同前）と、薬の量を中国並みに増やすことを提言している。

中国と日本の生薬量の違いは現代でも検証されている。その結果は意外であるが、量が違っても抽出される成分に違いはあまりなかったというのである。

一つは生薬の刻み方が日本は細かく、表面積が大きいため、抽出効率がいい。また中国は硬水であるのに対し、日本は軟水で水の性質の違いもある。また、日本の生薬は厳選されているため、生薬の質も異なるかもしれない。いずれにしても、量の違いほどの抽出の成分の差はないのである。

生薬の由来についてはまだまだ発見がある

現在用いられている漢方薬に含まれる生薬の由来、すなわち同定された植物を「基原植物《きげんしょくぶつ》」と呼ぶ。中国に現存する最古の薬物書は『神農本草経』であり、紀元年前後（漢代）に書かれたとされている。しかしながら現物は存在しておらず、後世の書き込みや改変により、元の文は全く失われてしまっている。現在使われているのは、西暦五〇〇年頃に陶弘景《とうこうけい》が整理しなおした『神農本草経集注《しんのうほんぞうきょうしっちゅう》』である。もともとの『神農本草経』は人に対する作用を上・中・下に分類していただけで、自然分類

上薬	120種	養命薬	君主の役目	生命を養い、毒性がない。長期服用してもよいし、そうすべきでもある。身体を軽くし、元気を益し、不老長寿の作用がある。
中薬	120種	養性薬	臣下の役目	体力を養う目的の薬で、使い方次第で無毒にも有毒にもなる。服用に当たっては注意が必要。病気を予防し、虚弱な身体を強壮にする。
下薬	125種	治病薬	佐使(家来)の役目	有毒であるので長期間服用してはならない。寒熱の邪気を除き、胸腹部にできたしこりを破壊し、病気を治す。

表　『神農本草経』(漢代の本草書)

学的な記載はなかったと考えられるが、陶弘景は、玉石、草木、虫獣、果、菜、米食、有用未用の自然分類法を採った。

『神農本草経』に収載されている生薬は三六五種である。これが上薬一二〇種(養命薬)君薬(君主の役目)、中薬一二〇種(養性薬)臣薬(臣下の役目)、下薬一二五種(治病薬)佐使薬(家来)に分けられる。この分け方は極めて人間的であり、人体に対する作用で分けている。

この上品の中に消石《しょうせき》と朴消《ぼくしょう》というものがある。消と硝は混同されたものと思われるが、どちらも製塩の時に副産物で得られるものである。これらは時代の変遷とともに、朴消、芒硝《ぼうしょう》、消石朴、硝石などとも記載されるようになり、明朝になると、李時珍《りじちん》(一五一八〜一五九三)の『本草綱目《ほんぞうこうもく》』という本で、「水が化したもの」と表現された。逆に解すると、水分を含むと消失してしまう、ということになる。

この芒硝は硫酸ナトリウムか硫酸マグネシウムかという議論が起こった。そして「水分を含むと消えてしまう硫酸ナトリウムである」という結論となり、日本においても硫酸ナトリウムを芒硝としてきた。江戸の蘭学者宇田川榕庵《うたがわようあん》もこの説を支持してきたため、近年まで日本では芒硝は硫酸ナトリウムとされてきた。硫酸ナトリウムも硫酸マグネシウムも医学的には塩類下剤として用いられ、腸管で吸収されずに、腸管内で水分を吸収し、膨らむことで腸壁を刺激し下剤として働くものである。ところが、意外なところからこの問題への解答が与えられた。なんと奈良時代の薬物が収められている正倉院《しょうそういん》からである。

正倉院薬物

奈良東大寺正倉院には数々の貴重な御物が収められていることはよく知られているが、そこには薬物も収められている。しかも奈良時代の薬物そのものが今なお保存されている。

天平勝宝八（七五六）年、聖武天皇の四十九日に孝謙天皇《こうけんてんのう》・光明皇后《こうみょうこうごう》が先帝の遺品約六〇〇点を東大寺に献納し、同年建立の正倉院に保管した。当時それらを献上した献物帳も正倉院に現存していて、巻首に「盧舎那仏《るしゃなぶつ》に奉る種々薬帳《しゅじゅやくちょう》」とあるので略して『種々薬帳』と呼ばれている。それによると、六〇種の薬物が、病人に施されることを目的に東大寺に献上されたとある。

正倉院薬物は、そのほとんどすべてが舶来品と考えられている。遣唐使などの交流によってもたらされたか、鑑真和上《がんじんわじょう》の来日の際に持参されたと考えられている。これらの中には中国産のものに限らず、西域や天竺などシルクロードを経たものや、南海路を経て渡来したものもある。いずれも当時のわが国では珍しい貴重なものであった。

正倉院薬物の学術調査

正倉院薬物の調査は過去に幾度かの曝涼《ばくりょう》の際に行われてきたが、本格的な学術調査は一九四八年～五一年に朝比奈泰彦《あさひなやすひこ》を代表として行われた。その調査の全容は、朝比奈泰彦編『正倉院薬物』（植物文献刊行会〈大阪〉、一九五五年）として刊行されている。

この調査は正倉院薬物に対して初めて科学的調査が入ったことで評価されるが、戦後間もないことでもあり、十分とは言えなかった。また、薬物同定の技術的進歩もあり、第二次調査が平成六～七（一九九四～一九九五）年にかけて、第一次調査経験者である柴田承二《しばたしょうじ》を代表として行われた。これら二つの調査結果により、『種々薬帳』に記載されている六〇種類のうち三八種類が現存し、二二種類が亡失していることが明らかになった。また現存する三八種類の内訳は、動物生薬五、植物生薬二〇、鉱物生薬八、化石薬五であった。

ところが学術調査の結果、正倉院薬物の「朴消」は硫酸マグネシウムであることが判明したのである。このように、正倉院薬物の調査で初めて古代にどのようなものが使われていたのかが判明したのである。

じつは現在使われている漢方薬の生薬でも、実際に古代にどのようなものが使われていたのかが同定できていないものも多々ある。そうした謎が一三〇〇年を経て正倉院薬物から解明されたのである。何という古代ロマンであろうか。

このように漢方薬は二〇〇〇年以上脈々とうけつがれてきたものであるが、二〇〇〇年前とまったく同じかというとそうではない。生薬を組み合わせることによって、複雑な生体の種々の失調に対応が可能となる。そのスタイルには変わりはないが、個々の生薬や分量、適応は時代と共に大きく変遷してきたのである。特に現代日本社会では西洋医学と繋がることによって新しい形の漢方医学ができつつある。

次章では、現代的な漢方薬の使い方を紹介する。

第三章

現代漢方の使い方——「治療」の章 その一

1　漢方で何ができるか？

漢方の治療は、病名がつかないような慢性の不定愁訴にしか適応がないと思っている人もいるかもしれない。しかしながら、西洋医学と一体化しているのが日本の漢方の特徴である。したがって時にはがん、膠原病、自己免疫疾患など重篤な疾患が対象となることがある。

これら難治性の疾患すべてが漢方で治る、と言うつもりはない。むしろこれら難治性疾患の場合には西洋医学的治療を第一とし、漢方を補助療法として用いる。

時々ではあるが、がんで手術をしたくないので、漢方でどうにかして欲しいとか、SLE（全身性エリテマトーデス）という膠原病でステロイドを使うように言われたけれどもどうしても使いたくないので、漢方でどうにかして欲しい、という患者さんがいる。

そんな時には漢方でがんを治すことができないこと、また、膠原病で熱が出ている場合には生命に危険があるのでステロイドを内服すべきことを、納得してもらうまで説明する。

人間の心理として、何かから逃げてすがりたい気持ちはよく分かる。しかしながら漢方治療は魔法の薬ではない。むしろ漢方でできること、西洋医学でできることを知りつくした上で適切なアドバイスを与えることが重要である。

一方、進行したがんなどでは西洋医学的治療がもうできない、という絶望感にさいなまれた人も訪れる。もちろん漢方で起死回生のホームランを打つことは不可能であるが、食欲を増したり、少しでも苦痛を取り除きながら併走することはできる。こうした意味において漢方は常に患者とともにある「逃げない医療」なのである。ここでは主に、漢方治療が最近になって見直され、注目されている治療について述べる。

2　漢方が得意とする治療

機能性胃腸症

漢方の良さが見直されている一つの理由として、漢方薬にしかできない治療があることである。機能性胃腸症に使う六君子湯《りっくんしとう》はその一つである。

機能性胃腸症というのは、胃炎や胃潰瘍などの器質性疾患がないのに、胃もたれや吐き気などの症状がある病気である。病名がついたのは最近だが、かなり多くの患者がいる。

そもそも人間は一日一食でも生きていくことができる。縄文時代には朝起きてお腹がすいて獲物を取って食べるという生活だっただろうから、今のように規則正しく食事時間が決まっていたとは思えない。それに比べてマウスなどの齧歯類《げっし》は起きている間中ずっと食べ続けている。人間がなぜ一日一食でもすむかというと、人間の胃には貯留能といって食べ物を貯める機能があるからである。

胃は普段はぺちゃんこである。胃カメラを受けた方はお分かりになると思うが、胃の観察をするために、医師は空気を送り込んで胃をふくらませる。しかし、いったん食べ物が入ってくると、それを貯めるために胃がふくらむ。ふくらむ場所は胃体部という場所で、ここに圧受容体というものがあり、物理的刺激によって筋肉を弛緩させる一酸化窒素が分泌されて、胃がふくらむのである。

機能性胃腸症の本態は、この胃をふくらませる機能が障害されていることである。胃が拡がらないと、食べ物が食道からおりてきてもかき混ぜることもできなければ、胃の外（小腸）に送り出すこともできないので、いつまでも食べ物が胃の中に滞ったままになる。そうすると胃もたれや胸やけといった症状が出現し、空腹感がなく、食事の時間になったから仕方なくお腹に入れる、という状態になってしまう。こうした場合の西洋医学の治療は、胃の運動を促進しようとするものである。しかし、拡がらない胃をいくら動かそうとしても、もうそれ以上は動かない。

六君子湯は、動かない胃を無理に動かすのではなく、まず胃を拡げる機能を回復させる。拡がることで縮むことが可能となり、食べ物を混ぜ合わせて十二指腸に送り出すことができるようになる。六君子湯は拡がらなくなった胃を拡げることができる唯一の薬である。すなわち漢方にしかできない治療である。

こむら返りに芍薬甘草湯

医師が自分自身で漢方の効果を実感したために、治療にも漢方を使い始めたという例は多い。その実感のきっかけとなった漢方薬には、こむら返りに対する芍薬甘草湯《しゃくやくかんぞうとう》が一番多いようである。こむら返りは夜中に起こることが多いので、枕元に芍薬甘草湯と水を用意しておく。こむら返りが起こったらすぐにのむとぴたりと治まる。即効性のある漢方薬の一つである。

予防的に使う場合には、夜寝る前にのむと寝ている間のこむら返りを抑えることができる。漢方ではこむら返りは血虚（血液の運ぶ栄養が足りない）のために起こるとされている。朝方冷えて血流が悪くなり血虚となってこむら返りを起こすので、足を冷やさないように心掛けることも重要である。

虚弱児童に対する漢方治療

すぐにお腹が痛くなったり風邪を引きやすい、などの虚弱児童に対しては西洋薬ではなかなか手の施しようがない。虚弱児童の健康状態を改善したり、体力を高めたりするのには漢方が一番適している。頻繁にお腹が痛くなる子どもや、食の細い子どもも小建中湯《しょうけんちゅうとう》を一～二年間のみ続けることで元気になることが多い。この場合にも治療には根気がいるが、二～三年続けるつもりでのんで欲しい。小建中湯は麦芽糖《ばくがとう》の飴が入っていて甘味で子どもでものみやすい。

3　がんに対する治療

根治することはできないが

今や日本人の二人に一人が一生のうちに一度はがんに罹患《りかん》し、三人に一人ががんで亡くなる時代である。死因の一位になってからも長い。がんの治療というと手術・抗がん剤・放射線療法などがすぐに思い浮かぶが、がん治療の現場で漢方も使われることがけっこう多い。

残念ながら、がんは体の免疫機能をすり抜けてじょじょに大きくなってきたものなので、生体免疫能を上げることによってがんを抑制することしかできない漢方薬だけでは、完全に治療することは期待できない。たまに漢方でがんが治るような宣伝を見ることがあるが、西洋医学が併用されているか、たまたまその患者さんの免疫が強くがんの進行が遅かったかであり、確実にがんをやっつける漢方薬はない。がん治療の現場では漢方はあくまでも補助療法だと考えている。主役である西洋医学の治療をいかにサポートするかを考えることが重要である。

がんの治療において、抗がん剤や放射線療法の副作用が強くて、患者さんが治療を断念してしまうということが多い。抗がん剤治療をしているうちは小さく抑えられていたがんが、抗がん剤をやめたとたんに大きくなってしまうこともあり、患者さんはどうにか抗がん剤治療を続けたいという思いで漢方外来にやってくる。漢方で抗がん剤の副作用を減らすことによって、従来のがん治療が全うできる。これはがん治療の現場において漢方ができる大きな役割の一つである。また手術後の回復を支援したり、種々の不快な症状を取り除くことで免疫能を向上させることはできる。

再発・転移の予防についてはは臨床的にきちんと証明された研究はほとんどない。倫理的にこうした研究を行うことが困難なこともあるであろう。しかしながらマウスやラットを用いた研究では漢方ががんの再発・転移を抑制することが示唆されている。さらに残念ながらがんの根治が難しくなった場合にも、少しでも日常生活の質を上げるためのお手伝いはできる。

このようにがん治療のどの局面においても漢方が役に立つ可能性があり、がん患者さんの苦痛を取り除き、併走することは可能である。

カンプトテシンによる下痢の抑制

カンプトテシンという抗がん剤はいろいろながんに対して使われているが、ひどい下痢になりやすいという副作用がある。下痢は基礎体力を落とし、栄養状態を悪化させる。その苦痛で抗がん剤治療をあきらめてしまう場合も多い。半夏瀉心湯《はんげしゃしんとう》という漢方薬はこれをピタリと止めることができる。

そのメカニズムもよく知られている。カンプトテシンは肝臓で代謝されて活性化物質となるが、グルクロン酸抱合されて胆汁と一緒に腸に分泌される。そのまま腸から便となって体外に出されてしまえば問題ないのだが、腸内細菌によってグルクロン酸がはずされると重篤な下痢を来す物質になるばかりでなく、再び腸管から吸収されて肝臓に達し、そこでグルクロン酸抱合を受けて腸に分泌されるという「腸肝循環」を繰り返し、体内をぐるぐる巡ることになる。こうした悪循環を断ち、体外に排出させるためには、腸において腸内細菌によってグルクロン酸がはずれるのを防ぐことができればいい。

半夏瀉心湯に含まれる黄芩《おうごん》のバイカリンという成分にもグルクロン酸がついている。このため、腸内細菌はバイカリンのグルクロン酸をはずすために使われ、カンプトテシンの活性化物質のグルクロン酸がはずれる量が減る。グルクロン酸がはずれていないカンプトテシンの活性化物質は、そのまま便中に出される。こうして半夏瀉心湯はカンプトテシンによるひどい下痢を抑えるのだ。

カンプトテシンの下痢は黄芩湯でも抑えられる

上記の半夏瀉心湯の効用は一九九七年に日本で論文になっており、すでに医療現場では幅広く用いられていたが、残念ながら世界には知られてはいなかった。ところが二〇一〇年八月に米国のエール大学から、黄芩湯を使って日本の研究結果と同じような内容の論文が「サイエンス・トランスレーショナル・メディシン」(二〇一〇年八月一八日号)に掲載された。「サイエンス」というのはアメリカ科学振興協会(AAAS)の発行している学術雑誌で、世界で最も権威がある科学雑誌の一つである。もう一三年も前に日本では論文になっていたものなのに、ここに掲載されるとインパクトが全く違い、世界の人が驚いたのである。

前記の説明で分かる通り、半夏瀉心湯の場合にも大事な生薬は黄芩である。この黄芩湯にも黄芩が入っており、メカニズムは同じである。これに注目して処方を変えてエール大学が世界の一流雑誌に掲載したのである。同じような内容でもエール大学から出ると世界一流誌掲載か、と残念に思う気持ちもあるが、世界が漢方薬に注目している事実が改めて確認できた点では非常に大きな意義を持つ。

シスプラチンの腎障害を予防する十全大補湯

白金製剤であるシスプラチンも、日常診療で非常によく用いられる抗がん剤である。このシスプラチンの重篤な副作用として腎障害がある。シスプラチンが腎臓から排出されるために腎臓の細胞を破壊してしまうのである。これを予防するのが十全大補湯《じゅうぜんたいほとう》である。十全大補湯に含まれるリンゴ酸がシスプラチンと結合してリンゴ酸ジアミノプラチンという化合物になる。この化合物は抗がん作用はシスプラチンに劣らないが、腎障害の副作用は軽い。こういうメカニズムで十全大補湯はシスプラチンによる腎障害を軽減するのである。

十全大補湯はまた白血球、赤血球などの血液細胞を減らす抗がん剤の副作用の一つである骨髄抑制を軽減する目的でも用いられる。これに関してはリンゴ酸ではなく、別の成分がその役目を担っていることが分かっている。漢方薬にいろいろな生薬が入っている理由はここにある。異なる働きを持つ複数の成分が入ることによって複合的な効果を上げているのである。

末梢神経障害を軽減する牛車腎気丸

抗がん剤による末梢神経障害もまた患者さんにとってはつらい副作用である。手足の先がしびれて一日中じんじんする、または痛い、といったことで、抗がん治療をあきらめてしまう方もいる。こうした時によく使われるのが牛車腎気丸《ごしゃじんきがん》という漢方薬である。牛車腎気丸には末梢循環障害を改善して血流をよくする牡丹皮《ぼたんぴ》が含まれており、また附子《ぶし》（トリカブト）が含まれているため、しびれを改善する。

その他の副作用軽減のための漢方

その他、食欲不振、皮膚ががさがさになる、脱毛、口内炎や肛門のただれなどの粘膜障害など、さまざまな訴えで漢方治療を求めてがん患者さんが訪れる。そうした訴えに対して一つ一つ丁寧に対応していくのが漢方の治療である。もちろん中には漢方で治療するのが難しい場合も多いが、少しでも生活の質（クオリティー・オブ・ライフ：ＱＯＬ）を上げていく手助けをして、きちんと予定通りの抗がん治療を全うするお手伝いができればいいと思っている。

がん手術後の大建中湯で術後腸閉塞を予防

がん手術後の合併症の一つに術後腸閉塞（イレウス）がある。慶應義塾大学病院では、術後腸閉塞の予防のために大腸がんの手術後に大建中湯《だいけんちゅうとう》を必ずのむことになっている。腸の手術をすると、血流が悪くなり、腸が動かなくなる。そうすると傷口が他の場所と癒着して腸閉塞を起こすようになる。最近では内視鏡による手術でお腹を開けなくてもすむようになってきているが、やはり腸を切ることは同じなので、術後腸閉塞を起こす危険性がある。

大建中湯は腸に蠕動運動《ぜんどううんどう》を起こさせる薬だが、術後に少しずつ腸を動かすことによって癒着を防ぐと考えられている。慶應義塾大学病院での調査では、大腸がんの手術後に大建中湯をのむことで、入院日数が平均三・五日短縮できることが示された。

早期退院を可能にすることは患者さんの生活の質を上げるだけでなく、医療経済的にも大きなメリットがある。入院が長引けば長引くほど医療費がかさむが、早く退院できれば医療費削減にもつながる。また、入院待ちをしている患者さんを早く入院させてあげることが可能となる。

緩和ケアと漢方薬

緩和ケアとはがん末期の状態で、いかに生活の質をよくして患者さんの苦痛を取り除くかに重点を置くケアである。

以前、私が働いていた病院で、緩和ケア病棟という、がん末期の患者さんを診る医療チームに入ったことがあった。患者さんたちは漢方薬をのむと食欲が出てきて、元気が戻り、感謝されることがたびたびあった。

最初、私は「食べること」「排便すること」は人間の最低限の生理現象で、漢方薬によって食欲が増したり、排便がスムーズにできたりすることによって、人間らしい生活を取り戻すことで元気が出てきたものと解釈していた。

しかしその後、漢方薬と腸の免疫の研究をしていく中で考えを改めた。免疫を担うリンパ球の六割はじつは腸に存在している。漢方薬をのむとまず腸内細菌が活性化し、次に腸のリンパ球が刺激されることが分かった。そうすると免疫力が上がり元気が出てますます食欲が出る。食べられるようになると、食べたものによってさらに腸内細菌が活性化し、免疫力が上がってくるのである。

同じような考え方は現在ＮＳＴ（栄養支援チーム）でも証明されている。長期入院で食事が摂りにくい患者に対し、胃や腸に穴をあけて直接栄養を送り込む胃ろうや腸ろうという処置をおこなう。以前は経口摂取が困難な高齢の患者は点滴で栄養を摂っていたが、褥創（床ずれ）ができたり、感染症に弱いという問題があった。しかし胃ろうや腸ろうにすると栄養状態が改善して褥創や感染症の頻度が減る。同じ栄養でも点滴で入るのと腸に入るのでは全く違うということが分かってきたのである。腸を活性化することがいかに大事かを示す例であろう。

モルヒネ製剤の副作用の便秘に大建中湯

緩和ケアの現場では、痛みを和らげるためにモルヒネ製剤を用いることがある。以前は麻薬であるモルヒネ製剤の使用は非常に慎重に行われたが、最近の考え方では、痛みを緩和する目的が十分に達成できるだけの量のモルヒネ製剤を使うことが推奨されている。この場合に問題となるのが便秘である。モルヒネ製剤により腸管の動きが抑制され、頑固な便秘を来すことがある。西洋薬の下剤で便を出させようとしてもなかなか出ない頑固な便秘となった場合、治療に難渋することがあるが、こうした場合に注目されているのが大建中湯である。外科手術後の腸閉塞の予防でも述べたが、大建中湯は腸管を温めて弛緩させる作用がある。下剤をいくらのんでも腸管がかたくなって動かない場合には効かないことがあるが、そうした場合にも全く作用の異なる大建中湯が役に立つことがある。

この場合も、痛みを軽減する主役はモルヒネ製剤であり、漢方はあくまでもその治療がきちんとできるための補助として使うのである。

4　感染症

漢方は歴史的に感染症との闘い

漢方は慢性疾患の治療薬であり、急性の感染症には効かないと一般的に思われているが、これは誤解である。

感染症治療の歴史が変わったのはフレミングがペニシリンを発見してからであろう。実際に臨床に応用されたのは戦後からであるが、細菌に対して直接作用する抗生剤の登場は感染症の歴史を大きく変えた。戦前日本では結核が死因の第一位であったが、抗結核薬の登場により結核で死ぬ人はほとんどいなくなった。

しかしそれまでの一〇〇〇年以上の間、感染症に対しては漢方薬が主役だった。一八〇〇年前に書かれた『傷寒論』には、急性熱性感染症（腸チフスといわれている）の経過とともに、処方の変遷が記されている。『傷寒論』には、最初に桂枝湯《けいしとう》を投与する際には「桂枝湯を服薬した後、熱くて薄い粥を啜《すす》り、布団をかぶって全身じっとりと汗をかくようにする。一服でじっとり汗をかいたらもう漢方薬はのまなくてもいい。治らなければ薬と薬の間隔を縮める。冷たいもの、刺激物などを避けるように」などという細かい指示まである。これらは漢方薬の効果を最大限に引き出すための方法である。それだけ感染症との闘いは厳しかったのであろう。

インフルエンザに対する漢方治療

二〇〇三年のＳＡＲＳ騒動、二〇〇九年の新型インフルエンザの登場で、改めて感染症の脅威を思い知らされた。二〇〇九年の新型インフルエンザは幸い弱毒ウイルス（Ｈ１Ｎ１型）であったから死者はある程度限定されていたが、近未来に予測されている強毒インフルエンザウイルス（Ｈ５Ｎ１型）は一九一八〜一九二〇年のスペイン風邪なみの死者が出ることも想定され警鐘を鳴らしている。

グローバル化時代を迎えて、こうした感染症の拡がりはあっという間に国境を越える。こうした中で新興感染症対策が急がれる。ワクチンは非常に有効な予防手段であるが、新型インフルエンザの事例を見てもウイルスが同定されてワクチンが製造されるまでには相当な時間がかかり、流行の初期から抑えることは不可能である。ワクチン製造と感染流行との競争となりそうであるが、その間に少しでもできることがあれば対策を立てるべきである。漢方がどこまで役立てるか分からないが、二〇〇〇年の知恵に耳を傾けるのも一考であろう。

二〇〇九年の新型インフルエンザ

二〇〇九年の新型インフルエンザ流行時、私の子どもたちが二人とも感染した。下の子（当時中学生）は麻黄湯《まおうとう》を一日分のんだだけであっさり治ってしまった。上の子（当時は高校生）の場合は、午前中からだるく、麻黄湯をのんでいたが、夕方から熱がどんどん上がり夜の一〇時には三九度七分となり頭が痛いと訴えた。麻黄湯だけでは足りないと判断し、大青竜湯《だいせいりゅうとう》を煎じてのませた。すると夜中の一二時くらいから汗をかくようになり解熱をはじめて、翌日の朝六時には三六度台になり、午前八時にはいつもどおりに食事をしていた。漢方薬で治る場合、すっきりと治るのが特徴である。

漢方薬の作用機序

葛根湯《かっこんとう》に代表されるように、風邪に対する治療は漢方の得意分野である。葛根湯をのむと体がぽーっと温まってくる。そもそもウイルスは熱に弱く、熱が上がるというのはウイルスを排除する体本来のしくみなのである。そのしくみを利用して、漢方薬は、熱をなるべく早く上げて治そうとする。

高熱を心配する患者さんは多いが、熱が上がることはウイルスを排除するための体の反応なので、熱性けいれんなどの場合を除き、妨げてはいけない。熱は上がったほうが治りは早いので、解熱剤は安易に使わない方がいい。

高齢者のインフルエンザや風邪が長引くのは、体温が上がりにくいためである。体の反応が弱っているために、ウイルスを排除する免疫も働きが悪く、病気が長引いてしまう。インフルエンザに漢方薬を用いる利点は、インフルエンザが早く治る、医療費がかからないなど多くある。しかし、もっとも大きな利点は、「耐性ウイルスを作らない」ことである。こうした生体防御機能を高める漢方薬では、耐性ウイルスは作らない。

このことは、これからの医療にとって非常に大切なことである。しかしながら漢方薬によるインフルエンザ治療には、抗インフルエンザ薬やワクチンほどの確実性はない。効率のよい医療を展開するためにはこれらの対策をうまく組み合わせることであろう。漢方薬を組み込んだ効率のよいインフルエンザ対策が展開できれば、世界に類のない感染対策が組めるであろう。

5　アレルギー性疾患

アレルギー性疾患は生体の免疫の異常から起こるものであるが、漢方薬が役に立つことがしばしばある。

花粉症に対して即効性もある

花粉症は戦後の杉の植林により花粉量が増え、それに加えて食生活の変化や大気汚染が原因で発症者が増えたと言われるが、今や国民病の様相さえも呈している。花粉症の薬は数多く開発されているが、眠気が来るために使いにくいという人も多い。漢方薬の場合、こうした眠気が来ないので非常に使いやすい。

代表的な花粉症の漢方薬は小青竜湯《しょうせいりゅうとう》である。一般的に漢方薬は即効性がないと思っている人が多いが、小青竜湯は即効性のある漢方薬の一つである。小青竜湯に含まれる麻黄《まおう》のエフェドリンという成分は低分子であり、のんですぐに吸収される。血中濃度はのんで一〇分ほどで上がりはじめ一時間でピークとなる。

小青竜湯は胃腸が弱い人の場合、胃もたれや食欲不振、また動悸などが出現することがあるので、その場合には中止しなくてはならない。花粉症に効果を発揮する麻黄が原因なのだが、麻黄を含まない花粉症の薬に苓甘姜味辛夏《りょうかんきょうみしんげ》仁湯《にんとう》がある。麻黄を含まないために、のみやすく、胃腸にもやさしい薬である。

春になって花粉症の症状が始まってから小青竜湯をのみ始めても十分に効くが、花粉症の体質そのものを改善しようと思ったら、花粉の時期が終わっても漢方薬の服用を続けることをお勧めする。継続して漢方薬をのむことで少しずつ体質が変わってくる。その場合に使う漢方薬は人それぞれであるが、その人の弱いところを見つけて、そこを補うような漢方薬を服用して治療する。

アトピー性皮膚炎は西洋医学との併用

慶應義塾大学病院の漢方医学センター外来受診患者で一番多いのはアトピー性皮膚炎である。それだけアトピー性皮膚炎の治療はむずかしく、いろいろと治療を試みて治りきらない人が漢方外来を受診する。

アトピー性皮膚炎と一口にいっても症状はじつに多彩である。漢方治療もその症状に合わせて行うため、単純にアトピー性皮膚炎にはこの漢方薬、ということはできない。患者さんの状態や時期、悪化要因などさまざまなことを考慮に入れて治療する。

アトピー性皮膚炎の治療には根気を要する。時には五〜一〇年かかる場合もある。特に大人の場合は営業の人であればお酒の付き合いや寝不足など悪化要因を取り除けないことが多いので時間がかかる。子どもであればあるほど短い時間で治る。

漢方治療でよくなった場合は、いい状態が継続することが多い。その代わり、肌のバリア機能がしっかりして、しっとりとした肌ができるまで根気よく漢方をのみ続けてもらう。皮膚の赤みやかゆみが取れてもアトピー性皮膚炎が治ったわけではないのである。慶應義塾大学病院の場合、アトピー性皮膚炎の治療は皮膚科との共同で行っている。漢方薬で内から治すのと同時に、外からの皮膚科的スキンケアは欠かせない。また、食事や入浴法など日常生活の注意も大切である。

6 女性のなやみ

婦人科疾患は漢方の得意領域

古来、血の道症には漢方といわれるくらい、婦人科疾患に対しては漢方治療がいい適応になってきた。月経困難症、月経前緊張症、更年期障害などに対しての漢方治療の有効性は高い。使われる漢方薬は当帰芍薬散《とうきしゃくやくさん》、桂枝茯苓丸《けいしぶくりょうがん》、加《か》味逍遥散《みしょうようさん》である。これらは婦人科三処方として種々の女性疾患によく用いられるが、患者さんのタイプによって使い分けられる。

むくみやすく冷えがある人に当帰芍薬散

当帰芍薬散が使われるのは色白の虚弱な人で、むくみやすく冷えがある人である。漢方でいう血虚と水毒に対して用いられるのがこの薬である。ホルモンの関係で月経前にはむくみやすい傾向にあるが、頭痛や吐き気があり、日常生活に支障を来す場合には治療の対象になる。その他、出産後の髪の毛が抜ける、目が疲れるなどの症状を取る目的でも使われる。

この薬に入っている当帰《とうき》・川芎《せんきゅう》が鼻についてのめない人もいる。これら二つの生薬はセリ科の植物なので、セロリが苦手な人は当帰芍薬散がのみづらいかもしれない。

のぼせ易い人に桂枝茯苓丸

当帰芍薬散に比べると体力があり、のぼせやすく、時に赤ら顔になるような人には桂枝茯苓丸がよい。月経痛が激しい人や子宮筋腫があるような場合に用いられることが多い。また更年期障害ののぼせ（ホットフラッシュ）に対しても用いられる。その他、静脈瘤に対しても用いられることがある。

不安感が強い人に加味逍遥散

不安感が強く、不眠などを伴う場合に用いられるのが加味逍遥散である。更年期障害でよく用いられる。なんとなくの不調や気分の変調が大きい場合に効果がある。

これら三処方以外にも婦人科領域に用いられる漢方薬は非常に多いので、悩まれている方がおられたら是非とも漢方外来を受診することをお勧めしたい。

7 高齢者に対する治療

漢方の得意分野の一つ

超高齢社会を迎えた日本の医療において、漢方医学に対する期待が高まっている。高齢者といっても八〇歳を過ぎてもしゃんとして社会的生産活動をしている人もたくさんいる。しかし個人差はあるにしても、やはり加齢によって諸臓器機能の低下、予備能力の低下は避けられない。そのために高齢者の場合には、疾患が一つだけの単純なものではなく、同時に複数の疾患を有していることが多くある。このようなことから、通院を要する高齢者は複数の診療科に通い、それぞれに薬剤を処方されている。一人の患者さんで一〇種類以上の薬をのんでいる人もおられる。それは、高齢の患者さん自身にも負担であり、医療費高騰の原因にもなっている。多くの薬をのんでいる場合、薬の副作用も出やすい。

個別化治療が特色の漢方は、年齢で一般化するのではなく、その人なりの加齢症状に合わせて治療ができる。高齢者疾患の多くは根治治療が困難であるといえるため、治療の主目的は症状の除去となる場合が多いが、こうした機能的に低下したものを高めていくのは漢方の得意とする領域である。また高齢者の場合、はっきりとした病名がつかなくてもさまざまな自覚症状を訴える。西洋医学では病気が特定できないと治療方針が立ちにくいことが多く、こうした患者さんがどの診療科にかかればいいのか困ることもしばしばある。その点、全人的であり、患者さんの訴えを重んじる漢方治療は高齢者の医療として大きな役割を果たすことが期待されているのである。

加齢に伴う種々の機能低下に八味丸

今ではあまり使われなくなってきたが、「腎」は日常語として用いられてきた、老化を表す表現である。「腎虚《じんきょ》」というと漢方における「腎」の機能が衰えた状態であるが、下世話には、「年の割に老いた状態」「インポテンツ」などを指す言葉としてよく使われていた。この場合の「腎」は、西洋医学の臓器としての腎臓ではない。

「腎」は先天の気を作る場所であり、いっぽう脾胃《ひい》（消化器官）は後天の気を作る場所である。先天の気というのは生まれつきのエネルギーという意味である。これが衰えるとだんだんと元気がなくなっていき、寿命がつきる。こうした加齢による種々の衰えに使うのが八味地黄丸《はちみじおうがん》、別名八味腎気丸《はちみじんきがん》である。

八味地黄丸が使われる保険収載されている病名を見ると、糖尿病、高血圧、前立腺肥大、腰痛、インポテンツ、白内障、耳鳴りなどさまざまな疾患に対応していることが分かる。これらの病名は西洋医学においてあとからあてはめられたものである。漢方医学では八味地黄丸は元来、腎が衰えている「腎虚」に処方される薬なのである。前記のさまざまな症状は高齢者であれば誰もが一つや二つは抱えているものである。西洋医学でこのような諸症状があれば、各臓器別に多くの薬剤が処方される。しかし、適応が多岐にわたる漢方薬なら薬剤の節減が可能であり、患者の負担も軽減され、医療費の削減にもつながると期待されている。

胃腸虚弱で冷えて下痢をする場合に真武湯

八味地黄丸は非常に使い勝手のいい薬であるが、胃腸虚弱の高齢者には使えない。それは、主生薬である地黄《じおう》に含まれるイリドイド配糖体が胃もたれを来すからである。

老化にも二つのパターンがある。胃腸の機能が保たれたまま動脈硬化などが進行していく場合と、胃腸の働きが弱ってやせ衰えてしまう場合である。八味地黄丸が適応となるのは前者の場合で、逆に胃腸から老化して、消化吸収能力が衰えてくるタイプには真武湯《しんぶとう》がよく使われる。胃腸機能が低下したり、冷えたり、食べ過ぎたりすると下痢をしやすくなる。典型的な下痢は、朝方冷えると便意を催すもので、「鶏鳴下痢《けいめいげり》」「五更《ごこう》（午前三時から午前五時）瀉《しゃ》」とも呼ばれる。夜明けに下痢する人は稀であるが、午前中に下痢を二〜三回する人はよく見受けられる。こういうタイプの高齢者にもっぱら用いられるのが真武湯である。

八味地黄丸も真武湯もどちらも附子（トリカブト）が配合されている。附子は鎮痛作用のほか、体を温める作用があり、新陳代謝の落ちている高齢者には有用な生薬である。

便秘

高齢者において便秘はよく見られる症状である。高齢になると若いころと違って体内の水分が減ってくる。そうなると腸管の細胞内水分が不足し、乾燥気味になって便秘になってくるのである。ころころした乾燥した便が少しずつ出ることは、医学用語では兎糞《とふん》などと呼ばれ、うさぎの糞になぞらえられる。こうした場合によく用いられるのは潤腸湯《じゅんちょうとう》と麻子仁丸《ましにんがん》である。これら二つは腸管を潤す作用があり、ころころ便の解消には非常に役立つ。

下剤で腹痛やひどい下痢を来す場合

生来胃腸が虚弱な人の場合、西洋薬の下剤をのむことでひどい腹痛を来したり下痢が止まらなくなったりすることがある。上記の潤腸湯と麻子仁丸にも大黄《だいおう》という、西洋薬にも使われる下剤の成分が入っているので、この二つをのむことで下痢・腹痛を来す場合がある。

こうした場合に用いられるのが大建中湯、小建中湯である。これら二つには大黄が入っておらず、腸を無理やり動かして便を出させる薬ではない。モルヒネ製剤のところでも出てきたが、大建中湯はお腹を温めて緩める薬である。小建中湯もほぼ同じ目的で用いられる。ここが漢方らしいところであるが、無理やりに押すだけではなく、押してだめな相手には、一度引いてみる、というイメージである。腸がいったん弛緩すると再び蠕動運動を始めるのである。

腰痛・しびれ

漢方が痛みに有効だというと意外に思われるかも知れない。長年、体を使っているとじょじょに骨に変形を来して神経を圧迫し、腰痛や足のしびれを来す。物理的に変形してしまった骨を治すことは不可能であるが、圧迫された神経の周りがむくんでさらに神経を圧迫したり血流障害を起こしていることがある。こうした場合に局所のむくみを取ったり血流を改善するのが漢方の役割である。

腰痛に対してよく用いられるのは八味地黄丸とそれに牛膝《ごしつ》・車前子《しゃぜんし》という二つの生薬を加えた牛車腎気丸である。のんですぐに劇的に効くわけではないので、少し根気を要する。また冷えると悪化することが多いので、漢方で温めるばかりでなく、自分でも「冷やさない」注意が必要である。

膝関節痛

膝の痛みも腰と同様で変形性膝関節症など、物理的に変形してしまった場合にはそれを元に戻すことはできないが、痛みを和らげることはできる。

この場合、越婢加朮湯《えっぴかじゅつとう》と防已黄耆湯《ぼういおうぎとう》がよく用いられる。胃腸が丈夫で、局所の炎症で発赤や熱感のある場合には越婢加朮湯を用いる。一方、膝に水が溜まって定期的に抜かなくてはいけないような場合には防已黄耆湯が効く。実地の診療ではこの二つを組み合わせることもある。

頻尿

男性の前立腺肥大、過活動性膀胱など、頻尿で悩んでいる方も多い。前立腺肥大の場合には尿の出始めに時間がかかる、残尿感がある、夜間にトイレに何度も起きるなどの症状がある。過活動性膀胱の場合には昼間も頻回にトイレに行かなくてはならず、精神的に緊張するとよけいに頻尿になるため、外出を控えている、などという人が多い。過活動性膀胱は膀胱が拡がらないことが問題なので、西洋薬で無理に収縮させようとしても効果が薄い場合もある。

前立腺肥大に最も用いられるのが八味地黄丸である。高齢者の治療として何度も出てくるが、これで救われる男性は多い。過活動性膀胱に使うのも八味地黄丸と真武湯である。冷えが悪化要因になっている場合が多く、附子を含むこれら二つによって温めて膀胱を拡げることが必要なのである。

不眠

不眠で悩む高齢者も多い。眠りが浅くなり夜中に何度も起きてしまったりする。夜間の頻尿が原因であれば八味地黄丸などで改善することもあるが、はっきりとした原因がなく眠れない場合に使われるのが酸棗仁湯《さんそうにんとう》である。

眠りは焦れば焦るほど眠れなくなるものである。酸棗仁湯をのんでいると体がほぐれてくる感じがする。もちろん昼間太陽の光を浴びたり、体を動かすことも重要で、薬だけに頼るのはよくないが、漢方薬の場合には依存性がないので、安心してのめるのが特徴である。

認知症で怒りっぽい時に抑肝散

臨床現場で注目されているのが認知症の周辺症状に対する抑肝散《よくかんさん》である。認知機能そのものを改善するのではなく、その周辺症状としての徘徊、興奮などの行動異常を抑制する。介護する側から言うと認知機能そのものの低下も大問題であるが、徘徊や興奮といった周辺症状に困ることが多い。こうした徘徊や興奮を抑えることで介護者が楽になることが多いが、その目的のために抑肝散が非常に役立っているのである。

以上、現代的な漢方の使い方を紹介したが、次章では、治療の実際を紹介しよう。

第四章　漢方による実際の治療例——「治療」の章　その二

本章では典型的な治療例を挙げる（年齢性別などは実際の症例とは変えてある）。

1　内科領域

高血圧

・六四歳　女性

五四歳から五七歳まで高血圧で降圧剤を服用していた。その後四年間は服用を中止していたが、血圧は120〜130/80〜90で安定していた。しかし、六四歳より再び血圧が上昇。近医で測定したところ、180/110であったため、バルサルタン（商品名ディオバン　以下、カッコ内は商品名）とカルベジロール（アーチスト）の服用を開始した。しかし降圧効果が十分ではなく、さらにアムロジピン（ノルバスク）を追加した。加えて、高脂血症を六二歳で指摘され、ブラバスタチン（メバロチン）を服用中。母親も高血圧であった。

当帰芍薬散《とうきしゃくやくさん》と釣藤散《ちょうとうさん》を処方。二週後　患者さんは朝夕に自宅にて血圧を記録しているが、じょじょに血圧が下がってきたという。四週後　血圧134/90。自宅では朝（降圧剤服用前）に測定するとだいたい130/80。八週後　血圧124/80。ときに血圧が下がり過ぎることがあり、気分不快となるため

「ノルバスク」が中止となった。一二週後　血圧146/90。旧盆で子どもたちが集まっていた二〜三日は血圧が180/110くらいまで上がっていた。一六週後　血圧126/84。血圧が安定しているので、「アーチスト」「ディオバン」を中止し、「ノルバスク」5㎎のみとなった。その後の血圧は120〜130/75〜85で推移している。

【漢方の眼】降圧剤を多剤併用してもなかなか血圧が下がらなかった患者さんに漢方薬を投与することで効果が得られた。降圧効果の期待できる漢方薬には黄連解毒湯《おうれんげどくとう》、釣藤散、八味地黄丸《はちみじおうがん》など数多くあるが、その人の体質に合わせ選択することが重要であり、血圧降下のみを目標にするよりも、速やかに効果が得られることがある。多剤併用の降圧剤の量を減らすことで、医療費削減につながる可能性がある。

便秘

・六四歳　女性

二〇代から便秘があり、市販の漢方便秘薬を服用していた。一年前からこの便秘薬を服用しても便通が少なくなってしまったため、内科を受診。センノシド（プルゼニドおよびアローゼン）を処方されたが、腹痛のみで便通がつかなかった。モサプリド（ガスモチン）、パンクレアチン（ベリチーム）が処方されているが便秘は解消されず、漢方外来を受診。

小建中湯《しょうけんちゅうとう》を処方。「ガスモチン」「ベリチーム」は続行。二週後　便秘は続いている。小建中湯と大建中湯《だいけんちゅうとう》の合方《ごうほう》（二種類の組合せ）とした。四週後　不規則ながら便通がつき始めた。食欲良好。処方は同じ。六週後　便通が毎日つくようになった。その後、冬になると便秘がちになるが、それ以外はほぼ毎日排便あり。

［漢方の眼］通常、便秘には大黄《だいおう》が用いられることが多い。しかし、虚証の便秘に対して大黄を用いると下痢や激しい腹痛を来すことがある。また、腸が冷えて動かなくなっているので、無理に大黄で便通をつけることは不可能である。その場合、お腹を温める建中湯類を投与する。建中湯類は下痢に用いることが多いが、便秘に用いても有効なこともある。

冷え・下痢

・六九歳　女性

子どものころはお腹が弱かった。五八歳のときに脳出血で倒れたが、後遺症はない。その他、高血圧と高脂血症を指摘されている。閉経は五一歳。月経痛がひどかった。五九歳のころから下半身が冷えると下痢をして、腹痛が数時間続くようになった。初診三ヵ月前からは、冷え↓下痢・腹痛というパターンが四～五日に一度起こるようになった。長時間座っていて血行が悪くなったときに起こりやすく、腰から下が氷のように冷たくなる。立ちくらみが時々ある。

真武湯《しんぶとう》を処方。二週後　下痢の回数が減った。以前は体に「ざわざわ感」があったが、それもなくなった。六週後　下痢、腹痛はほとんどなくなった。お腹が温まってきた感じがする。一〇週後　腹痛がなくなった。冷房にも少し強くなってきた。一四週後　下痢はほとんどない。その後も同じ処方を続けているが、冷えに対する抵抗力がついてきた。

［漢方の眼］胃腸の弱いタイプの人は老化が進むと食欲不振や下痢を伴うことが多い。本例は寒症（寒がり）がベースにあり、水毒・瘀血《おけつ》を伴っていた。真武湯は附子《ぶし》（トリカブト）を含有し、痛み・冷えを軽減する目的で用いられることが多い。下痢が治るだけでなく、風邪をひきにくくなるなど、他の効果も期待できる。

抗がん剤の副作用軽減

・四六歳　女性

乳がんで右の乳房を手術した後、抗がん剤の治療を受けていた。抗がん剤の点滴は三週間ごとに受けるが、二回目の時点で全身にかゆみが出て眠れない状態が続いていた。点滴は残りが一九回もあった。

同院皮膚科にて、抗ヒスタミン剤とステロイド入り塗り薬を処方されて使用したが、かゆみは治らない。抗がん剤を注射すればするほど皮膚がぼろぼろになり、かゆみの範囲が広がってしまう。乳腺外科の主治医と「抗がん剤の量を減らすかどうか」を相談したが、抗がん剤の効果が薄れることを心配し、治療はそのまま続行することにした。その代わり漢方外来を受診し、西洋薬と漢方薬の併用を始めることにする。

抗がん剤の種類などを確認し、診察。赤みが強い皮膚のかゆみを取るために、黄連解毒湯を処方。一週間でかゆみが半分に治まり、二週間でかゆみがなくなったために黄連解毒湯はのまなくなった。そのままかゆみも出ず、抗がん剤の治療を最後まで受けることができた。その後、西洋薬は乳がんのホルモン療法剤、漢方薬は体の免疫力を高める補中益気湯《ほちゆうえつきとう》と牛車腎気丸《ごしやじんきがん》を服用。一時期は手足のしびれや体のふらつきもあったがそれもどんどんよくなった。現在は抗がん剤治療も終わっており、手足のしびれや体のふらつきもない。すっかり元気になっていて、ボランティア団体の活動で、年に数回、海外に出かけている。再発の可能性もあるので漢方薬の服用は続けているが、日常生活では何も不自由はない。

[漢方の眼] 抗がん剤は体に負担が大きいために、途中でやめてしまう人が多い。その副作用を漢方で減らして抗がん剤の治療を続けられるようにすることは漢方の大事な役割である。

大腸がん手術後の倦怠感

・六四歳　男性

大腸がんで手術をしたが、術後手術した個所がきちんとつながらず、高熱を出したため再度手術をした。再手術後も傷がなかなかふさがらないままで、熱は出ないが倦怠感が強い状態だった。体重は以前に比べ6kg減少した。

十全大補湯《じゆうぜんたいほとう》を処方したところ手術部位がじょじょにふさがり、約四週間のんだところで傷はすっかりふさがった。その後も十全大補湯を続けてのんでいるうちにじょじょに倦怠感が取れ、体重も増加して体力が回復した。

［漢方の眼］ 術後の傷がふさがらないのに対しては十全大補湯がよく用いられる。これは全身の栄養状態が悪化しているのと血流が悪いことが原因であるが、十全大補湯には疲れ切った体を回復させ、栄養状態を改善する効果がある。

食欲低下

・四九歳　女性

二ヵ月前から、嘔気、嘔吐、上腹部の膨満感やもたれ感が続いており、疲れやすい。仕事は心理カウンセラー。精神的ストレスを抱える患者さんの愁訴を長時間かけて聞き、的確なアドバイスを行うという大変な重労働勤務を強いられていた。この二週間は食欲も低下し、仕事を短時間で切り上げている状態になっており、同僚に負担をかけている。ときに吐き気や胃の膨満感があって、食欲がない。下痢、便秘はない。

六君子湯《りっくんしとう》を処方。二週後　まだ胃もたれはあるが、少し楽になってきたようだという。吐き気が取れてきて、少し食欲もでてきた。四週後　食欲がでてきた。八週後　空腹感がでてきた。食が進むようになったせいか、少し体力がついてきたような気がする。

［漢方の眼］ ストレス・疲れから胃腸の機能が落ち、後天の気が不足して気虚《ききょ》に陥った症例である。

漢方では複合的な愁訴がある時にはまず胃腸の働きをよくすることが原則である。胃腸の働きがよくなることで、体調が整うと種々の症状が取れることがある。六君子湯は胃腸の働きが衰える機能性胃腸症に対して、胃の運動を改善することで働く代表的な漢方薬である。

冷え・頭痛・全身の痛み

・五〇歳　女性

事故で頸椎捻挫をし、一ヵ月入院した。退院後も三ヵ月はベッドで寝たきり状態が続き、コルセットが外せるまでに三年かかった。

事故から三年半後に初診。一〇分程度は歩けるが日常生活はかなり制限されている。頸部から後頭部にかけて冷えると頭痛と全身の痛みが起こる。

烏薬順気散《うやくじゅんきさん》を処方。三週後　冷えが少し取れてきた。七週後　頭痛が取れて、かなり起きていられるようになった。近所へ買い物に行けるようになった。冷えが少しずつ取れてきた。ニキビができるようになった。一年後　冷えがまだ残るが調子がよい。烏薬順気散加附子《うやくじゅんきさんかぶし》（煎じ）に処方を変える。

[漢方の眼] 体質改善は漢方の得意分野である。漢方医学的には気の巡りが悪い状態である。冷えが強いが、血行不良に加えて気の巡りが悪いことが冷えを増強していると考えた。

烏薬順気散は気の巡りが悪いために起こるこわばり、しびれなどに用いられる。むち打ち症などにも用いられる。

腹痛・朝起きられない

・一四歳（中学三年） 男性

小学校入学前までは気管支喘息があった。現在、発作が起きることはないが、長距離を走ると喘鳴《ぜんめい》がある。また、通年性アレルギー性鼻炎がある。中学二年生より、ストレスがたまるとしばしば腹痛を起こすようになり、学校を休みがちであった。腹痛は朝方が多い。強い痛みをしばしば訴えるため、二年生の終わりころに精査のため大学病院小児外科に入院し、大腸内視鏡を行う。しかし特に異常はなく、リンパ腺炎と診断された。大便は通常一日二回有形であるが、冷えたり食べ過ぎたりすると、よく下痢を起こす。通常は寒がりではない。

初診は中学三年生の九月。黄耆建中湯《おうぎけんちゅうとう》を処方。三週後　体が温まってきて腹痛が取れた。腹直筋の張りも軽度となってきた。七週後　だいぶよい。マラソン大会も苦しくなく走りとおすことができた。寒い季節となり、鼻汁が多いとのことで、黄耆建中湯加麻黄《おうぎけんちゅうとうかまおう》に処方を変える。一一週後　鼻汁は少しでるが、だいぶよい。朝は相変わらず一人では起きられないが、腹痛はなく、学校を休むことはなくなった。以後、第一志望の高校に入学することができ、かなり厳しいテニス部の練習についていけるくらいの体力がついた。一年間の服用で漢方治療を中止したが、気管支炎の再発はない。

【漢方の眼】 虚弱児童の「補う」治療は漢方の得意分野の一つである。起立性低血圧などを伴う場合もあるが、胃腸が弱いことが多く、腹痛・下痢をしやすいなどが特徴である。目の下にほんのり赤みのある子どもは虚弱であることが多い。漢方の原則は胃腸の機能を丈夫にすることである。小建中湯、黄耆建中湯は虚弱児童の胃腸機能を高めるためによく用いられる。最低でも一年くらい続けて服薬する必要があるが、一旦胃腸の機能が丈夫になると再び虚弱になることがないのも小児の治療の特徴である。

2　産婦人科領域

月経過多

・四二歳　女性

一〇年前に月経過多のため婦人科を受診したところ、子宮筋腫と診断された。八年前からは、月経中は生理用ナプキンを一〇分おきに交換しなくてはならないほどの多量出血があり、仕事を休まなくてはならない状況になった。ブセレリン（スプレキュア）は副作用が強いために使用できない。一年前に子宮筋腫核手術を施行したが、月経量は変わらないため、貧血がひどい。ヘモグロビンは8.8g/dl。先天性股関節脱臼があり、冷えると痛みが増強する。

四君子湯《しくんしとう》を基本とし、月経開始二日前より月経終了時前に芎帰膠艾湯《きゅうききょうがいとう》をのむように指示。初診後の月経で少し出血量が減った。初診時検査では甲状腺機能は正常。下半身の冷えが強い。冷えと股関節の痛みを取る目的で漢方処方を附子湯《ぶしとう》（煎じ）に変更すると三週間後、第二診後に月経がきたが、軽くてすんだ。尿の回数は戻り、冷えも少し取れてきた。その後も同処方を継続。

［漢方の眼］ 目先の症状にとらわれずに、患者の抱えている一番大きな問題点に着目して治療を進めるうちに、付随する症状が取れてくることはよく経験する。胃腸が弱い場合には胃腸の働きを整えることが一番優先される。冷えのある場合は冷えを取ることによってそれに関連する症状が解消する。本例では当初、貧血を伴う月経過多に脾胃を整える漢方からはじめたが、むくみを来したため、一番困っている症状に目を向けた。

3 泌尿器科領域

頻尿

・六四歳　男性

六〇歳ころより夜間尿が出現。当初は夜間、トイレに起きる回数も一〜二回程度であったが、初診前数ヵ月は、毎晩数回起きるようになっていた。屋外で仕事をすることが多く、昼間も頻尿となって一〜二時間ごとに尿意をもよおすため、仕事にさしつかえるようになり、来院。特に冷えを感じることはない。飲酒はビール大びんを一日二〜三本。

一八〇〇年前の『金匱要略』に書いてある指示通り、八味地黄丸の丸剤を酒服する（漢方薬によっては効果を上げるために少量の酒を湯でうすめて丸剤をのみ下す）ように指示。夜のビールをやめて、温かい焼酎などに変えるようにすすめた。二週後　夜間尿が一〜二回になった。四週後　昼間の頻尿が改善。初めて自分が冷えていることに気づいた。八週後　外での仕事のときに、携帯用使い捨てカイロを使うようになって、さらに冷えが取れ、頻尿は気にならなくなった。

［漢方の眼］前立腺肥大が基礎にあり、冷えが誘因となって夜間尿、昼間の頻尿を呈した症状に八味地黄丸が功を奏した。

八味地黄丸は附子が配合されており、冷えを取る働きがある。男性は自覚なしで冷えている場合があるので、それに気づかせることで治療が成功することがある。

4　整形外科領域

変形性膝関節症

・六五歳　女性

半年前、北海道に旅行した際に、無理をして歩いて以来、膝関節の痛みが出現。左右とも腫れているが、特に右膝は三週間に一度、整形外科で水を抜かないと腫れて歩けなくなっていた。コンドロイチンを注入したこともあるがあまり改善がみられなかった。

防已《ぼうい》黄耆《おうぎ》湯《とう》を処方。二週後　膝の痛みは不変。整形外科で一度、膝の水を抜いていた。四週後　第二診の診察後に整形外科を受診したが、膝の腫れが少ないために水を抜かずにすんだ。八週後　膝が腫れないので水を抜いていない。膝の痛みも軽減した。

経過良好で、三ヵ月ほどで治療を終了したがその後再発なし。

［漢方の眼］　変形性膝関節症は肥満、運動不足などが誘因となり発症する。炎症が強く発赤、熱感を伴う場合には越婢《えっぴ》加朮湯《かじゅつとう》がよく、水はたまるが炎症が強くない場合には防已黄耆湯が効果がある。どちらかというと、越婢加朮湯は実証に、防已黄耆湯は虚証に多く用いられる。胃腸が丈夫であれば両

者を投与し、よりいっそう効果を高めることもできる。

両足先のしびれ

・六八歳　男性

四九歳のときに糖尿病を発症し、現在グリベンクラミド（オイグルコン）を一日に7.5㎎服用しており、過去二ヵ月間、血糖の平均値を表すHbA1c（ヘモグロビンエーワンシー）は8.2g/dl程度で血糖コントロールは不良。六四歳のころより両足先のしびれが出現。じょじょに悪化し、今では足裏にいつでも何かが貼りついているような感覚がある。それに加え、初診前の数ヵ月は痛みも出ていた。当初、痛みは足先に限局していたが、初診前には足全体に広がっていた。しびれ、痛みは入浴時には少し軽くなる。

牛車腎気丸を処方。二週後　特に症状に変化はない。四週後　しびれは相変わらずだが、何となく元気が出てきた気がする。六週後　しびれは不変だが、痛みが少し和らいできた。一二週後　痛みが足全体から少しずつ足先に限局してきて、足の半分くらいになった。一六週後　痛みの範囲はさらに縮小。しびれはまだあるが、以前よりもよい。

［漢方の眼］末梢神経障害は高齢者によくみられる所見である。不可逆性のことが多く、糖尿病を基礎とする場合は難題である。ビタミンなどが投与されるが、なかなか効果は上がらない。入浴時にしびれ・痛みが軽減するのであれば、血流障害を伴っているしびれ・痛みであるので、漢方で温めるこ

とで改善することがわかる。牛車腎気丸は八味地黄丸に牛膝・車前子をくわえたもので、さらにエキス製剤の場合は附子が増量になっている。

5　精神科領域

動悸・パニック障害

・三八歳　男性

会社員で海外出張が多い。二年前より出張で疲れると動悸が出現するようになった。じょじょに動悸の頻度が増し、在宅中も時々動悸が出現するようになった。動悸は三〇分くらいでおさまるときもあるが、半日も続いて苦しいときもある。動悸がすると胸が痛くなってきて不安になる。最近は不安が強くて、出張をキャンセルすることがある。

夜は熟睡できる。大便は一日二回。タバコは一日一五本。コーヒーは一日五杯。ウイスキーは毎日三杯。

柴胡《さいこ》加《か》竜骨牡蠣湯《りゅうこつぼれいとう》を処方。四週後　動悸、不安が取れた。海外出張も苦ではなくなってきた。八週後　調子がよい。月三〜四回の海外出張をこなしている。以前は軟便傾向であったが、便通が一日一回で有形となった。夜はよく眠れる。一二週後　診察時にそれまであった腹部動悸（手のひらを腹部にあてると拍動を強く感じる状態）を認めなくなったため、柴胡桂枝湯《さいこけいしとう》に処方を変更。以後も同方を休み休み継続している。

［漢方の眼］ パニック障害は漢方でもよく診る疾患の一つである。西洋医学の抗うつ剤をのむようになると、なかなかやめることができないこともある。漢方で調節しながらじょじょに成功体験を積んでいくことで克服する。

うつ・不眠症

・三八歳　女性

夫が脳梗塞で倒れ、右半身麻痺が残り、在宅介護になる。会社員で仕事も続けているため、仕事と介護の両方をこなすことはかなり大変である。しかし、それよりも姑が夫の看病で毎日やってくるため、その気遣いで不眠状態が続く。気分的にも落ち込み、仕事に集中できなくなり、会社にも行けなくなったので来院した。腹部動悸あり。

初診時、桂枝加竜骨牡蠣湯《けいしかりゅうこつぼれいとう》と抑肝散《よくかんさん》を処方。二週後　よく眠れるようになり、眠りも深くなった。腹部動悸はまだ著明に触知される。姑に来てもらう日数を減らし、ヘルパーに来てもらうようにする。四週後　会社に行けるようになった。腹部動悸はかなり減少。六週後　フル活動していて、夜もよく眠れるようになる。ただ月経前になるとイライラや落ち込みが激しく食欲の低下がある。処方を桂枝加竜骨牡蠣湯と、当帰芍薬散《とうきしやくやくさん》とする。一〇週後　月経前のイライラも少し取れてきた。

【漢方の眼】漢方医学的には肝《かん》うつの状態。肝は人間の感情を司る部分（癇《かん》が強い、癇〈肝〉積《しゃく》もち、疳《かん》の虫などのことばがある）。抑肝散はいわゆる肝が強いという状態にも用い、症状としては頭痛、眼痛、頸項部のこり、不眠、イライラ、動悸など多彩な症状を呈するが、精神状態としては怒りっぽくイライラが強い。腹部動悸が触れる場合は抑肝散加陳皮半夏《よくかんさんかちんぴはんげ》が選択される。

不眠症

・五八歳　男性

今までも旅行にでかけたときに不眠になることはあったが、六年前からは自宅のベッドで寝ていてもうまく眠れず、頻繁に不眠になる。病院にて処方されたゾルピデム（マイスリー）5㎎を服用していたが、途中で10㎎に増量。その他マプロチリン（ルジオミール）イミプラミン（トフラニール）トリアゾラム（ハルシオン）も処方されていたが、一年前に自己判断にて服用を中止し、その一週間後に初診。父親と折り合いが悪く、ストレスをためているのが不眠の原因となっていたようである。さらに不眠が続いていることでますます悩みが深くなっていた。

初診時、抑肝散加陳皮半夏を一日三回処方し、夜寝る前に酸棗仁湯《さんそうにんとう》を処方。一週後　よく眠れるようになった。眠りが深くなり、夜中におきることもなくなった。その後、冷えも取れてきた。同方を継続し、西洋薬はのまずに、まずまずの状態が続いている。

【漢方の眼】不眠症は国民の二割がこれに相当するというデータもある。その原因はいろいろで、それに応じた漢方治療を行う。抑肝散は肝の高ぶった状態（交感神経の興奮状態）を夜まで引きずり、不眠に陥った場合にしばしば奏功する。酸棗仁湯は不眠の改善に夜寝る前に服薬して有用である。

不眠症

・三四歳　女性

初診の半年前から早朝に目が覚めるようになっていた。入眠は問題ないが夜中の二〜三時に目が覚めてしまい、肩が重く腫れぼったい感じが取れない。職場での対人関係も悪化し、同僚や部下にあたるようになっていた。

四逆散《しぎゃくさん》と半夏厚朴湯《はんげこうぼくとう》を処方。寝る前に抑肝散をのむように指示。二週後　これまで早朝覚醒は毎晩ではなかったが、この二週間は毎晩起きるようになった。肩こりはとれた。七週後　夜に熟睡できるようになった。イライラも取れて職場の対人関係も円滑になった。

【漢方の眼】ストレス社会にあって漢方の役割は大きい。肩こりを伴う緊張型の不眠は男性に多いが、女性にも見られる。本例は実証タイプの肩こり、イライラを伴った気滞症状と考え、腹診の所見から四逆散を選択し、半夏厚朴湯で気うつの改善を試みた。第二診目で一見症状の悪化をみたように思われたが、肩こりが取れていることと、表情が明るくなっていることで同方を続行した。

チック

・四歳　男児

三歳から目をパチパチする、奇声を発するなどの症状があり、近所の医院でチックと診断された。症状が改善せず来院。母親は神経質でヒステリックな印象。

母子ともに抑肝散を服薬。

二週後　母親の方が気分的に楽になってきたという。六週後　子どもが奇声を上げる回数が減ってきた。それに伴い母親がよく眠れるようになってきたという。一〇週後　親子とも落ち着いた雰囲気になってきた。その後じょじょに母親の精神症状、患児のチックも改善。六ヵ月後　治療を終了した。

【漢方の眼】 典型的な母子同服《ぼしどうふく》の例である。母子同服とは、一般的に患児の治療に必要な薬剤を患児とともに、患児の母親にも疾患の有無にかかわらず服用してもらうことである。子どもが小さい時は母親と過ごす時間も多く、一体となって症状が良くなったり悪くなったりする。母子同服の薬としてはこの抑肝散は有名で、中国、明代の小児科専門書『保嬰撮要《ほえいさつよう》』（一五五五年）に記載がある。

子どもの肝の高ぶりは、母親の精神状態に影響される。また逆に子どもが落ち着くことで母親の精神状態が落ち着く。母と子が互いに呼応しているのである。

円形脱毛症

・一二歳　女児

患児の兄に障害があったため、母親は患児より兄の世話に比重をおいていた。患児は後頭部に直径一〇ミリメートルほどの円形脱毛があり、母親にあたるなど、情緒が不安定になっていたため来院した。母親は非常に落ち着いていて精神状態は安定している。

抑肝散を投与した。

二週後　変化なし。二ヵ月で患児の精神状態は安定するようになったが、脱毛は不変。五ヵ月で円形脱毛はほぼ消失。約一年の服薬後、治療を終了した。

［漢方の眼］ 抑肝散は母親と精神的に同化していない場合には必ずしも母子同服の必要はない。本例では子にのみ抑肝散を投与し、精神的に安定するとともに脱毛が改善した。

のぼせ・肩こり・不眠

・六〇歳　男性

健康診断で高血圧、尿糖があったが、仕事が多忙のこともあり放置していた。初診の二ヵ月前から易疲労感（疲れやすい）が気になりだし、顔面ののぼせ感が出現し、その後、不眠傾向となった。日中、十分に仕事をこなすことが困難になってきたため来院。

初診時、黄連解毒湯を処方。二週後、顔面ののぼせ感が軽減した。腹部、脈所見にはまだ著しい変化はない。五週後　のぼせ感はさらに改善。胃腸の調子がよくなり、易疲労感も軽減した。九週後夜もよく眠れるようになった。

［漢方の眼］ 体力の低下に伴い、暑がり、顔面ののぼせ感を覚える場合は気の上に突き上がるようになることがある。気逆を表している。黄連解毒湯は気が上衝するために現れる、のぼせ感、高血圧、めまい、動悸、鼻出血などに用いられる。

6　アレルギー・皮膚疾患

花粉症・鼻炎（西洋薬との併用・体質改善の処方）

・三五歳　女性

一〇年ほど前より、春先になると倦怠感、鼻炎症状が出現するようになった。さらに五年前からは季節に関係なく、ほこりっぽいところでも鼻炎症状が出現するようになる。症状としては、くしゃみ、鼻汁にはじまり、鼻閉《びへい》（鼻づまり）となる。初診した年は、秋の花粉が飛びはじめ、鼻炎症状が悪化したことにより受診。耳鼻咽喉科で抗アレルギー剤を処方され、服用している。月経は規則正しいが、月経痛があり、鎮痛剤を服用することが多い。冷えが強い。

初診時、当帰芍薬散と麻黄附子細辛湯《まおうぶしさいしんとう》を処方。三週後　一週ほどで鼻炎症状が軽くなってきたと言う。七週後　むくみが減ってきた。先月の月経痛はいつもより少し楽だった。抗アレルギー剤を服用しなくても平気になった。冷えが取れてきている。一二週後　花粉症の症状が強くなり、鼻閉で眠れない状態になっている。小青竜湯《しょうせいりゅうとう》に処方を変更。一四週後　小青竜湯はのみにくいようだが、かなり効いてきて鼻炎は楽になる。一八週後　花粉症の症状は楽である。二四週後　三月中旬になり花粉症のピーク。鼻炎症状が悪化。抗アレルギー剤（オロパタジン〈アレロック〉）内服を開始した。小青竜湯加附子（煎じ）に変えた。二八週後　だいぶ楽になったが、抗アレルギー剤は中止できない。三六週後　起床後のしばらくの間くしゃみが出ることがあるが、それ以外の鼻炎症状はない。月経痛と頭重があるので、当帰芍薬散加麻黄《とうきしゃくやくさんかまおう》に処方を変更。以後、同方にて継続。月経痛はじょじょに軽減。時にお酒を飲み過ぎたあと、むくみを認めるが調子が良い。

【漢方の眼】花粉症の治療は花粉のシーズンには小青竜湯、麻黄附子細辛湯などの麻黄が入った処方で症状の緩和を図る。麻黄はエフェドリンが含まれ、気道を拡張し、炎症を抑制する効果がある。症状を緩和する治療を「標治療法《ひょうちりょうほう》」という。シーズンが過ぎたら体調を整え、その患者さんの弱いところを気血水を正しながら治療する。この患者さんの場合は水毒と瘀血があり、当帰芍薬散を用いた。月経痛が改善し、体が反応していることが分かるが、それに伴って花粉症の症状も改善していくことが期待される。こうした体質改善的な治療を「本治療法《ほんちりょうほう》」という。

喘息

・一一歳　女児

三歳までアトピー性皮膚炎。三歳ころより風邪をひくと喘息のような発作が起こるようになる。

一〇歳のころより、風邪でなくても喘息発作が起こるようになった。誘因としては風邪のほか、タバコの煙、ネコとの接触などである。IgE値は960IU/ml〜170IU/ml。RAST（特異的IgE抗体を測定する方法の一つ）ではダニ、HD（ハウスダスト）、卵、ネコの毛が陽性であった。やや神経質で眠りが浅い、疲れやすい、寝汗をかく、冷えるなどの傾向がある。便通は正常。プロカテロール（メプチン）の吸入で動悸が認められたため、現在はテオフィリン（テオドール）の内服とクロモグリク酸（インタール）吸入を行っている。初診前には咳き込んで夜に熟睡できなくなったため、来院。

小柴胡湯加《しょうさいことうか》麻黄杏仁《まおうきょうにん》（煎じ）を処方。二週後　漢方をのんだ夜から咳がぴたっとおさまったという。しかしタバコの煙で喘鳴がすることがある。眠りは浅い。四週後　熟睡できるようになってきた。食欲もでてきた。ネコを飼っている友だちの家へ遊びに行ったとき、軽度の喘息があった。六週後　寝る前に少し息苦しい。林間学校へ行く予定があり、喘息や風邪が心配だということなので、林間学校用に麻杏甘石湯《まきょうかんせきとう》を持たせた。また風邪に対して葛根湯《かっこんとう》を処方した。一〇週後　林間学校は何事もなく過ごせたとのこと。喘息の発作もない。うがい用に黄柏末《おうばくまつ》を処方した。一七週後　タバコの煙で喘息発作を一度起こしたとのこと。二一週後　風邪をひきにくくなったという。

以後、同処方にて継続し、中学一年生現在も、テニス部にて元気に活動している。また最近では、タバコの刺激にも反応せず、風邪もほとんどひかない。「テオドール」内服、「インタール」吸入は中止したが、発作はない。

［漢方の眼］ 気管支喘息もアレルギー性疾患なので、症状を緩和する標治療法と体質改善の本治療法を使い分ける。症状緩和には麻杏甘石湯や小青竜湯が用いられる。麻黄のエフェドリンは気道拡張作用があり、呼吸が楽になる。小柴胡湯をはじめとする柴胡《さいこ》の入った処方は症状の体質改善に用いることが多いが、この患者さんの場合には、本治療法である小柴胡湯と標治療法である麻杏甘石湯を同時にのんでもらうことで症状を取りながら体質改善にも成功した。一般にアレルギー性疾患は年齢が低いほど体質改善がしやすい。

夜泣き・食物アレルギー・アトピー性皮膚炎

・二歳　女児

生後五ヵ月から食物アレルギー、アトピー性皮膚炎で治療中である。二歳から毎晩夜泣きをするようになり、皮膚症状も悪化した。母親は精神的に不安定となり、患児を大声で怒鳴ることが多くなっていた。

母子ともに甘麦大棗湯《かんばくたいそうとう》を投与。三週間後から、母親の精神状態が安定し、患児の皮膚症状、夜泣きも軽減した。そのことによりアトピー性皮膚炎の症状が大きく改善した。漢方治療前は、卵・牛乳・

大豆の除去、ステロイド軟膏が必要であったが、治療後は卵と牛乳は加熱により摂取可能となり、ステロイド軟膏は不要となった。

［漢方の眼］この症例は前述した母子同服のケースである。母親の精神状態が安定することで子供の精神状態も安定する。また逆も真である。母子同服の薬として抑肝散が有名だが、この場合には気逆を抑える甘麦大棗湯を用いた。甘草《かんぞう》、大棗《たいそう》という甘い生薬が入っていて、それに小麦の入った漢方薬である。全体的に甘い味はほっとさせる効果もあり、夜泣きなど疳の虫による症状に用いる。

ニキビ

・一三歳　男性

半年前から顔面のニキビが気になるようになった。特に、初診四ヵ月前に中学に入学し、サッカー部に所属してから、ニキビがひどくなる。ニキビの場所は前額部から両頬部にかけて。便通は一日一～二回。軟便傾向にある。

初診時に清上防風湯加薏苡仁《せいじょうぼうふうとうかよくいにん》を処方。三週後　化膿することが減ってきたようである。七週後　両頬のニキビはだいぶきれいになっているが、前額部には細かいニキビが残っている。あせもも混在している。一六週後　ニキビはほとんど認めない。二四週後　前額部に細かいニキビを多少認める程度になる。以前より腹痛がある。寝る前に痛くなることが多い。軟便気味で、冷えると便の回数が増える。処方を小建中湯加薏苡仁《しょうけんちゅうとうかよくいにん》に変更。三二週後　お腹はだいぶ丈夫になってきたとのこと。以後も同方にて継続。調子はいい。

［漢方の眼］ 皮膚疾患は漢方でよく治療する領域である。慶應義塾大学病院の漢方医学センターを受診する患者で最も多いのは皮膚疾患である。ニキビもその一つであるが、ニキビの性状や全身の状態に応じて治療を使い分ける。清上防風湯は赤くて勢いのあるニキビの治療に使って効果がある。

第五章

漢方を賢く使用する方法

1 漢方薬を上手に活用しよう

漢方薬をのむタイミング

漢方薬をのむタイミングは日本では食前または食間の空腹時となっている。これが中国、韓国では食後の服用と決まっている。なぜ日本だけが空腹時なのか不明であるが、以前古典を調べた時に、一八〇〇年前の中国漢代の本『傷寒論』『金匱要略』には薬をのむタイミングについての記載はほとんどないことがわかった。「日に三回」などの記載があるので、三回の食事と関連していたと推測されるが、食前か食後かの指示がないのである。時代がじょじょに下ってくると食事との関係が指示される薬も出てくるが、必ずしも空腹時とは限らない。

一般的に日本では漢方薬の服用は、一日三回ないし二回、食前（食前三〇分以上）あるいは食間（食後二時間以降）とされているが、その理由として配糖体成分の代謝には腸内細菌の助けが必要であることが挙げられる。配糖体の糖部分は腸内細菌にとっては栄養分となっているため、自身の増殖のために必要である。しかしながら食後、腸内細菌に対する栄養分が大量に食事として流入した後では漢方薬成分の配糖体の分解が促進されないために吸収が落ちるとされている。

もう一つの理由として、漢方薬の成分の中には胃酸のpHによって吸収に差が生じるものがあることが知られている。麻黄《まおう》のエフェドリンや附子《ぶし》のアルカロイドなどは胃酸でpHが酸性に傾くと吸収が抑えられ、急速な血中濃度の上昇が抑えられるため、副作用を軽減させることが知られている。食後はpHの変化により吸収が促進され、副作用の発現頻度が増えると考えられている。

しかしながら食後の服薬が好ましい場合もある。胃腸が虚弱で、副作用としての食欲不振、下痢などを来すことがあり、こうした場合には食後にのんでもらうことにしている。

さらに少量から慣れてもらい、しかるのちに増量する場合もある。軽度の下痢を来してもしばらくすると慣れて下痢が止まる場合も多いので、慣れる時間を少し置くこともコツである。

風邪など急性の病気では急いでのむこと

空腹時が原則というが、風邪などではとにかくおかしいと思ったらすぐにのむのがコツである。葛根湯《かっこんとう》は風邪の初期（太陽病）にのむ薬である。体がぞくぞくし始めたらすぐにのんでいい。そのタイミングでのむと体が温まって一、二回の服用で済んでしまう。食後であろうと何であろうと、とにかく、おかしいと思ったらすぐにのむのがコツである。

大学病院で診療していると、このタイミングで病院に来る人はいない。大体の人にとって風邪は熱が出て咳などの呼吸器症状が出てはじめて、会社を休んで病院にかかるものと思っている。呼吸器症状が出ている状態は少陽病であって、すでに太陽病で葛根湯をのむ時期を過ぎている。ウイルスが体内に入って増殖して初めて咳などの症状が出るので、それまでのあいだにずいぶんとウイルスは増えているのである。これが潜伏期間である。この潜伏期間のあいだにもだるい、頭がぼーっとするなどの「風邪っぽい」自覚症状があるはずで、この時期に葛根湯をすかさずのむのがよい。体温を上げる薬の力を強めるために、温かいものを食べて内から温めるとともに、十分に服を着て外から温めることも重要である。また湿度を保って安静にすることで、薬の効果が最大限に引き出される。

ではもし旅先で風邪っぽくて漢方薬が手に入らない時はどうすればよいか？　首にタオルを巻いて首の後ろをカイロなどで温めると有効である。風邪の初期に首が凝ったりするが、首の後ろを十分に温めてやることで、体温上昇を促すことができる。

漢方エキス製剤ののみ方

医療用エキス製剤は、もともとは煎じ薬であることが多い。その形に近づけるためにはエキス製剤を100 ml程度の熱湯に溶かして、少し冷ましてから服用することを勧めている。ただし、ぬるま湯では溶けづらく、熱湯でもしばらくかき混ぜる必要があるため、時間に余裕を持って溶かす必要がある。複数の漢方エキス製剤を一度に服用する場合にはそれらを一緒に湯に溶かしても差し支えない。

しかしながら、湯に溶解する時間が取れないなど、このような方法が困難な場合は、普通の粉薬のようにぬるま湯や水で、あるいはオブラートに包んで服用してもよい。基本的には漢方薬は温める作用が期待され、だいたいの漢方薬は服薬してすぐに体が温まるのを自覚する。しかしながら適応と漢方薬の種類によっては、冷たい水で服用した方がよいものもある。例えば止血作用を期待して黄連解《おうれんげ》毒湯《どくとう》や三黄瀉心湯《さんおうしゃしんとう》を服薬する場合や、アトピーで熱感が強い場合に白虎加人参湯《びゃっこかにんじんとう》を冷たくして服薬するような場合である。その他、嘔気を止める目的で小半夏加茯苓湯《しょうはんげかぶくりょうとう》を用いる場合には、温かいと嘔気が増強するため、冷やして少量ずつ服薬したり、咽の炎症が強く桔梗湯《ききょうとう》を服薬する場合も冷たくして服薬した方が咽に心地よい。

乳幼児の場合は、服薬方法も時間も問わないこともある。服薬方法は基本的には成人と同様だが、のんでくれないことには始まらないので、好みの飲み物を添加したり、ゼリーに混ぜたりしてのませる。また小児では錠剤、カプセルであればのめるという場合もある。乳児の場合、母親の指を濡らして薬をつけ、頬粘膜に何回かに分けて塗りつける方法、少量の熱湯を加えてスプーンで薬を押しつぶしてペースト状にして何回かに分けて服用させる方法、母乳保育中なら母親に漢方薬を服用してもらい、母乳を介して服用させる方法など、さまざまな工夫がある。施設によっては五苓散《ごれいさん》の坐薬などを作ってくれる薬局もあり、嘔吐下痢症で内服が不可能な場合には重宝する。

漢方薬の服薬期間

漢方薬は一般的に即効性がないと思われている。しかし決してそんなことはないことは、花粉症の治療の項で述べた通りである。古来より急性疾患に対しても漢方薬で対処してきたのだし、一八〇〇年前に書かれた『傷寒論』で扱っている疾患は、そもそも急性腸管感染症である。小青竜湯《しょうせいりゅうとう》の他にも、筋肉の痙攣《けいれん》に使う芍薬甘草湯《しゃくやくかんぞうとう》は頓服《とんぷく》的に用いて効果を上げる薬の代表である。その他にも上気道炎、片頭痛、月経困難症の腹痛、便秘などに対しては、即効性を期待した漢方薬が用意されている。一方、長期に服薬しないと効果が表れない場合もある。長年患ってきた疾患、風邪を引きやすい、下痢をしやすいといった虚弱体質などの改善には時間を要する。症状の改善は一〜三ヵ月で表れ始める。

アレルギー性疾患などにおいては、症状を取るための「標治療法」とアレルギー体質を改善するための「本治療法」に分けて治療計画を立てる。アトピー性疾患を例に取るとかゆみを取る目的で黄連解毒湯を投与してから荊芥連翹湯《けいがいれんぎょうとう》を長期に処方する場合などである。花粉症でもスギ花粉の飛散期には小青竜湯を処方し、シーズン終了後から次のシーズンまで柴胡剤《さいこ》（柴胡の入った薬）や駆瘀血剤《くおけつ》（瘀血を取り除く薬）を処方するなどである。このように服薬期間は疾患と目的による。

薬の効き方には腸内細菌が大きな役割を持つ

漢方薬をのむタイミングのところで少し述べたが、漢方薬の効き方を左右する大きな因子として腸内細菌がある。人間の腸内には大腸菌はじめ一〇〇兆もの腸内細菌が存在している。どれくらいの種類があるかも正確には分かっていないが、五〇〇種類はあるのではないかといわれている。人間の体の細胞の数が六〇兆個であるから、細胞の数からいうと腸内細菌の方が多い。便のほとんどが腸内細菌の死骸である。食物残渣だと思っている人もいるが、食事を摂らなくても便は出つづける。

漢方薬を飲んでいると、腸内細菌の組成が変わってくる。便秘で漢方薬をのんでいる場合に、腸内細菌の組成が変化することで自然に便通がつくようになって、漢方薬をやめられることがしばしばある。これが西洋の薬との違いである。西洋の便秘薬は服用量が増える一方になるが、漢方薬の場合には逆に便秘の漢方薬をやめられることもある。

上記したような漢方薬と腸内細菌の関係はわれわれも研究しているのだが、非常に面白い。漢方薬と腸内細菌には互恵関係がある。漢方薬の成分は腸内細菌が増殖するための栄養源となるし、逆に、漢方薬は腸内細菌がないと働かない。

たとえば漢方薬のある成分に糖類がついているとき（これを配糖体という）、この糖類は腸内細菌によって外されて腸内細菌の栄養となる。同時に配糖体のままでは吸収されない漢方の成分が、糖分がはずれることにより吸収されるようになる。外れた糖類は腸内細菌からみるとえさなので、それを外すことができる酵素を持っている細菌は増える。生薬の大黄《だいおう》は下剤として配合されることが多いが、大黄にはセンノシドという成分がある。これは腸内細菌によってレインアンスロンに代謝されて働くようになるのだが、その途中過程でそれを代謝する細菌が増えてくる。それが増えることによって自然に便通がつくようになるのだ。そうなってくると次第に大黄がいらなくなることもある。

2　漢方薬の副作用も知っておこう

漢方の安全神話が崩れた小柴胡湯による死亡例

漢方薬は副作用が少ないといってもゼロではなく、致命的な副作用もある。漢方薬の副作用においてよく知られているのは小柴胡湯《しょうさいことう》による間質性肺炎であるが、小柴胡湯以外にも間質性肺炎の誘因となった可能性が示唆されている漢方薬はいくつかある。

小柴胡湯の件が有名なのは、安全だと言われていた漢方薬に副作用が出たということで、最初に問題になった漢方薬だからである。一九九六年三月、朝日新聞に「漢方薬副作用で死者10人／88人が間質性肺炎」という記事が載ったことが発端だ。はじめに間質性肺炎が出たのは一九八九年なのだが、九六年まで問題にならなかったのは、漢方は安全だという神話があったことで、漢方薬を疑うことがなかったからである。そのために手遅れになったというところもある。

一九八九年に報告があったときに、われわれ医療界の専門家がちゃんと対応ができていればよかったのだが、「漢方薬でそんなことが起こるはずがない」という思い込みがあり、対応できていなかった。それを朝日新聞が第一面に大きく出し、問題となったのである。

それでも、なぜこの時期に問題になったのか、という疑問はやはり残る。一九九六年四月から漢方の長期処方が認められるはずだった。それまでは二週間分の処方しか認められなかったのだが、四週間まで認めようという流れが出てきたときの三月二日の報道だったのである。結局、漢方薬の長期処方は中止になった。なぜそのタイミングでの報道だったのか、いまだにその真相はわからない。ともかくこの小柴胡湯の報道は、われわれ専門家に大きな衝撃を与えた。「漢方薬は安全だ」と医師も患者に信じていたのに、副作用が出たのである。

小柴胡湯で副作用が出たのは慢性肝炎の治療である。慢性肝炎はアジア地域に多く、日本にも二〇〇万人以上いるといわれているが、当時はまだ有効な治療がなかった。「慢性肝炎に小柴胡湯が有効」という論文発表があり、多くの医師が使い始めた。副作用の件数は一定の比率で起きるため、使う人が少ない場合は目立たないのだが、多くの人が小柴胡湯を使い始めたので、副作用が目立つようになったのだ。二万人に一人という非常に少ない比率の副作用であり、しかも薬をやめればすぐに戻るというものだった。しかし、漢方は安全だから副作用がないと思い込み、のみ続けたことで死に至るという事態が起こった。

もう一つ指摘されたのは「西洋の病名に対して、誰にでも同じように漢方薬を投与する」という診療の仕方であった。同じ慢性肝炎という西洋医学の病名がついた人であっても、さまざまな証の人がいる。本来なら漢方的な見立てをして、人によって漢方薬を使い分けなくてはいけなかった。

間質性肺炎が起こりやすい条件

小柴胡湯による間質性肺炎の症例が積み重なってくるに従って、どのような人に起こりやすいかが分かってきた。まずその発症にはアレルギーが関与していて、発症には個人差がある。間質性肺炎の発症は二万人に一人くらいに低い頻度であること。また六〇歳以上の高齢者が多く、若年者には稀である。個人差があるため、八〇歳でも長期にわたって小柴胡湯をのんでいてなんでもない人もいる。間質性肺炎が起こる時期は、小柴胡湯を開始してからだいたい二ヵ月くらいであることが多い。中には以前、小柴胡湯をのんでいて免疫が活性化しているので再度、服用開始してから一週間で発症したという例もあるので注意が必要である。

間質性肺炎は、空気の通り道ではなく、それを支える組織が硬くなってしまうことによって肺の拡がりが悪くなり、空気を吸うのが苦しくなるものである。空咳、熱などの症状も出る。小柴胡湯が慢性肝炎の患者さんに幅広く使われるようになってから副作用が問題となり始めたが、その後の調べで、慢性肝炎でも血小板の数が10万／$\mu\ell$以下の人や肝硬変の人に間質性肺炎が出やすいことから、今では禁忌《きんき》（小柴胡湯を投与してはいけない）となっている。

またインターフェロンと併用すると副作用の頻度が高くなることが分かり、これも禁忌となった。西洋薬には禁忌はよくあるが、漢方薬にも禁忌ができた初めての例となった。

このように小柴胡湯の副作用によって漢方の安全神話が崩れ去ったが、長い目でみればこれも、漢方が発展する一つのきっかけとなったと思う。漢方薬の副作用は構成する生薬に起因していることが多いが、間質性肺炎に関しては共通する生薬として黄芩《おうごん》が考えられており、この見解を支持する報告もされている。

いずれにしても、可逆性（元に戻りうる）間質性肺炎なので、息が吸いにくい、息切れがする、空咳が出る、熱が出るなどの症状があったらすぐに中断して主治医に相談することが大切である。薬をやめるだけで治る場合もあるし、またステロイドを必要とする場合もあるが、早期に気がつくことが重要である。

偽アルドステロン症

むくみや高血圧などの症状があらわれ、血液の検査でカリウムが下がる場合には、偽アルドステロン症が疑われる。

この「偽アルドステロン症」は、生薬の甘草《かんぞう》に含まれるグリチルリチンによりホルモンの代謝が阻害されることによって起こることが分かっている。甘草は医療用漢方製剤の七割に含まれているので、複数の種類の漢方薬をのんでいる場合に起こりやすい。

高齢者でもともと低カリウム血症の場合もあり、要注意である。目安として一日量の甘草の摂取が2.5g以上の場合には注意が喚起されているが、芍薬甘草湯などのようにそれだけで一日量として6gの甘草が含まれるものもある。

芍薬甘草湯はこむら返りをはじめとする筋肉がつった場合の特効薬であるが、別名去杖湯《きょじょうとう》と呼ばれるくらいに腰痛の痛みを取る目的で使われることが多い。本来は頓服的にのむ薬であるが、あまりによく効くので患者さんから要望されて、整形外科医があまり中身を知らずに処方するケースもあり危険である。

甘草の副作用は個人差がある。グリチルリチンは配糖体であり、腸内細菌によってグリチルレチン酸に代謝され、吸収される。よって腸内細菌の条件が整わないとグリチルレチン酸に代謝されず、吸収されない。甘草3gの人参湯《にんじんとう》で低カリウム血症を起こすこともあれば、甘草6gを含む芍薬甘草湯で低カリウム血症を来さない場合があるのはこのような理由による。定期的に血中カリウムのチェックをすることが必要であるが、電解質異常を来す前に水毒徴候（頭重感、浮腫、女性の場合は乳房の張りなど）を訴える場合があり、そのような場合には甘草の減量が必要である。

慢性肝炎に使うグリチルリチン・グリシン・システイン配合剤注射液「強力ネオミノファーゲンシー」の主成分は甘草由来のグリチルリチンであり、漢方薬と併用する場合はカリウムが低下しやすいので注意が必要である。また利尿剤など低カリウム血症を来す薬剤との併用にも注意を要する。

肝機能障害

肝機能障害は、頻度は低いものの、複数の漢方薬で報告されているため、どの薬で起こっても不思議はなく、つねに注意が必要である。定期的な肝機能のチェックが必要となる。発症機序は間質性肺炎同様、アレルギーと考えられており、漢方をのみはじめてから二ヵ月くらいで起きる。間質性肺炎と合併することもあり、間質性肺炎に先んじて肝機能障害が起こることがあるので注意が必要である。

尿閉

葛根湯など麻黄を含む製剤によって起こる場合がある。麻黄に含まれるエフェドリンには中枢性および末梢性の交感神経を興奮させる作用があり、眠れない、尿閉、動悸、胃もたれなどの副作用を起こす可能性がある。特に高齢者ではこれらの障害を起こしやすく、交感神経を刺激する作用を有する他の薬剤、カテコールアミン製剤（昇圧剤）、キサンチン系薬剤（喘息薬）、MAO阻害剤（うつ病の薬）などとの併用時には注意を要する。

下痢・腹痛

下痢は大黄・芒硝《ぼうしょう》を含む製剤で起こりうる副作用である。実証の患者さんならば大黄・芒硝に耐えられるが、虚証の患者さんはこれらの製剤によってひどい下痢を来す、あるいはガスばかりで排便がない、などの副作用が現れる。少量から始めるのが無難だが、これもグリチルリチン同様、腸内細菌によってセンノシドがレインアンスロンに代謝されないと作用を発揮しないため、個人差が大きい。大黄・芒硝を含む漢方製剤は十分に注意して少量から用いるようにする。

舌のしびれ

附子はトリカブトの根であり、全草性に（花・葉・茎・根とも）有毒である。春先に二輪草《にりんそう》の若芽と間違えて食すると中毒を起こす。医療用には秋に収穫した子根を用いるが、体を温める作用と鎮痛作用を期待して日常診療で用いる。医療用漢方製剤にも八味地黄丸《はちみじおうがん》や牛車腎気丸《ごしゃじんきがん》、真武湯《しんぶとう》などのように附子を含むものがあるが、附子だけのエキス剤もある。

トリカブトはクマを射止めるためにも使うくらいの強毒であり、殺人目的で悪用されることさえもある。医療用の漢方製剤では附子に加熱処理を施し、アコニチンなどのアルカロイドを減少させているので安全に使用できるが、舌のしびれを不快に思う患者が時としている。また、頻度は少ないが動悸を訴える患者もいるので、その場合には中止すれば問題はない。重篤な副作用の場合にはアトロピン、副腎皮質ホルモンが使用される。

発疹・蕁麻疹

これも発症機序は明らかではないが、すべての漢方薬において可能性がある。発疹は通常全身性で左右対称に出現し、服薬開始後早期に出る場合が多い。有名なのは桂枝《けいし》のシナモンアレルギーだが、その他あらゆる処方に過敏症が現れる可能性があり、常に疑うことが必要である。通常全身に出現するので、どこか一ヵ所のみという場合は副作用ではない可能性が高い。

胃腸障害

実地の診療で最も多い副作用である。漢方薬服用後、割合と早期に出現する。訴えはさまざまだが、食欲低下、胃もたれ、下痢、腹痛などが多い。原因となる生薬は麻黄、当帰《とうき》、川芎《せんきゅう》、地黄《じおう》、石膏《せっこう》などであるが、特に地黄はイリドイド配糖体のカタルポールなどの成分が胃内に停留することで胃もたれ、食欲不振を来す。八味地黄丸は地黄を含み、副作用報告としても一番多い。慶應義塾大学病院漢方医学センター受診患者の調査でも胃腸障害が一番多く、五パーセントくらいの人に出現するので、頻度が高く要注意である。

妊娠中の漢方の服用

日常診療ではよく受ける質問だが、はっきりとした臨床的データはない。一般論として、治療の優先度によると考える。もしも休薬できるのであれば少なくとも胎児の器官形成期の間は服薬しない方が無難だろう。しかしながら習慣性流産の患者で、妊娠維持のために積極的に漢方薬を継続する場合もある。

漢方の適正使用

このように漢方薬の服用であっても日常的に多くの副作用が出現する。その多くは重篤なものではないにしても、漢方薬は自然のものなので副作用はない、という考え方の医療者や患者さんは今やいないであろう。

大切なことは、あらゆる症状に対して漢方の副作用の可能性も疑ってみることである。また既知のものであれば、処方時に説明する必要がある。漢方薬の副作用は構成生薬ならびにその量によって判断できるものが多いので、どのような生薬が含まれているのかにもつねに注意が必要である。

中には服用量を少なめにする、もしくは食前投与を食後にすることで胃腸症状などが取れる場合もあるので、服薬方法は臨機応変で構わない。肝機能障害や電解質異常はすぐに症状に出ない場合もあるので、定期的な血液・尿検査が必要になる。

通常は投与開始後二週間経ってから服薬ができているかどうかをチェックし、一ヵ月後くらいに血液で肝機能、電解質の異常がないかどうかをチェックするのが理想的である。適正使用を守ることで、安全に継続的漢方治療ができることが望ましい。

3　漢方の医師を上手に活用しよう

狭義には、漢方専門医は日本東洋医学会の定める試験をパスした漢方専門医・認定医を指すが、日本での有資格者は二一四八名（平成二五年三月現在）である。その資格を持っていなくても、日常の診療の中で漢方薬を使いこなしている医師は多い。そうした医師を指してここでは漢方専門医と呼ぶ。

総合医としての漢方医

漢方の診療では医師は五感を使って診断と治療を行う。もともとは西洋医学でもそうした診療が主であったが、ここ二〇年くらいは特に画像診断や血液検査等が発達し、五感に頼る診療から離れつつある。しかしながら漢方では、血液検査や画像診断などの客観的指標に乏しいために患者さんの話をよく聞き、五感を駆使した診察をして、それらを総合して治療に当たっている。そうした全人的医療は、漢方の特徴の中でも重要な要素である。

漢方は特に地域の診療所の医師たちによく使われている。そうした地域では高齢者が多く（地方では高齢化率が五〇～六〇パーセントの地域もある）、体の一ヵ所というよりも複数の場所が病んでいることが多いので、それぞれすべてに対応する薬を出していては膨大な量になってしまう。こういう場合に漢方薬は便利である。

地域で診療している医師たち、そして高齢者たちに聞くと、漢方薬は大変に喜ばれているようである。例えば腰痛は命に関わる病気ではないけれど、腰の痛みが少し取れるだけで動きやすくなり、気分もよくなって元気になっていく。高齢者の場合、若いときのように走ったり跳んだりするような若返りはできないが、今ある機能を保ち生活の質を少し改善できるだけで生きる喜びが感じられるようになる。こうした目的で漢方が使われることが多い。

医師ライセンスが一つであることのわが国の強み

中国、韓国、台湾などでは西洋医学の医師ライセンスと伝統医学の医師ライセンスの二つに分かれており、中国などでは病院が一つであっても入口が異なるというように、医療の導線そのものが分かれている。

わが国には一つの医師ライセンスで西洋医学も漢方医学も行うことができる、という強みがある。さまざまな訴えで来院する患者に対して適切な診断を下すことは非常に重要である。胃の調子が悪いということで漢方薬を投与して症状は軽減したが、じつは胃がんだった、などということもあり得るのである。この場合のように、漢方薬で症状が緩和されることで逆に重篤な発見が遅れるようなことがあってはならない。適切な診断を迅速に行いつつ、西洋医学的治療を優先させるべき場合には躊躇《ちゅうちょ》なくそのように患者さんに指示をする。これこそが医師ライセンスが一つの日本の医療の特色である。

問診項目同士のつながりを重視

漢方診療を受診するとまずは問診票である。西洋医学の問診とほとんど変わらないが、「車酔いをしやすいか」「爪がもろいか」などとあまり西洋医学で見ない質問もある。漢方的にはそれぞれ「水毒」や「血虚」を尋ねるための質問である。項目が沢山あってうんざりするかもしれないが、例えば水毒の症状としては「車酔い」の他、「めまい」「立ちくらみ」「頭が重い」「むくみやすい」「飲む水の割に尿量が少ない」などが関係している。これら一見脈絡がないように見えるものも漢方的には密に関連していることがある。よってこれらの症状は治る時にも同時に治る。

また、漢方的にも「水毒」などというキーワードでつながる症状のみならず、関連の薄いものが同時に治ることもある。例えば頭痛で来院した患者が当帰芍薬散《とうきしやくやくさん》をのんでいるうちに、ひどかったニキビがすっかり治るなどはよく経験する。静かな水面に石を投げ入れると波紋が広がるが、それと同じように人間の体もどこか一ヵ所にアプローチすると体全体が大きく変化をするのである。

漢方では体全体をシステムとしてみているので、患者さんの問診はどんな細かいことでも非常に重要である。一見関係がないように思えることでも診断および治療をするために重要なカギを握っているので患者さんの方でもていねいに答えて欲しい。

種々の症状出現の時間的流れが重要

もう一つ漢方で重視するのが、病の原因と症状の時間の流れである。例えば頻尿という症状があっても、精神的に緊張すると頻尿になるのか、冷えると頻尿になるのかによって漢方では治療法が全く違う。西洋医学では「頻尿に対する薬」として一体に処方されるが、漢方の場合は「この人の健康の妨げになっているものは何か」を探り、それを正すことによって、関連する症状が同時に改善していく。

一見関係のないような症状がじつは同じ原因でつながっていることはよくあることである。気分的に落ち込んで「気うつ」状態になっていると不安感や不眠が生じるが、月経が乱れたりなくなったりすることもある。それを精神安定剤で不安を取り、睡眠導入剤で不眠を解消し、ホルモン剤で月経を整える、などということをやっていると、のんだ薬でさらに副作用が生じ、それを改善するためにさらに薬が加わる、ということにもなる。

漢方では気うつの治療をすることでこれらの症状をすべて解決しよう、と考える。月経がない、などという一見気うつと関係ないものでも、もしそれが原因であった場合、その治療をすることで治ることがある。川の流れにたとえれば、濁った水をその場で掻きだすよりも、上流でその元を正した方が早いのと同じである。

診察の受け方心得

診察室に入ると舌を見せるように言われることがある。舌が多くの情報を持つことは診察（第二章）のところで述べた。よく舌に苔がついていて汚い、ということで舌の苔を取る道具で苔を取ってしまわれる方がいるが、舌の状態は健康のバロメーターなので、苔を取らずにそのままの状態で診察に臨んで欲しい。

舌の苔は普段からついている人もいるが、例えば暴飲暴食、疲れなどが高じてくると現れる人が多い。また、舌の辺縁に歯形がついている人もいる。漢方で「水毒」を表す徴候である。女性では月経前にむくみやすい時期に強くなることがある。こうしたものは健康のバロメーターであり、自分でも関心を持って観察してみると、対処の仕方が分かるはずである。

次は脈診と腹診（お腹の診察）である。脈診は緊張せずにリラックスして受けて欲しい。お腹はみぞおちから腰骨までのあいだを診察するので、着物ではなく洋装で、お腹がすぐに出せるような服が好ましい。お腹の診察は西洋医学と同様であるが、通常、足を伸ばして行う。食後だとお腹を押されると苦しいので、食事が十分こなれた頃がちょうどいい。また、診察にはトイレに行って尿を出してから臨んで欲しい。

漢方治療を受けられる病・医院とはどこか

漢方医療を受けるとしたら、どこで受けることができるのか。

二〇〇八年四月から、病院や診療所で「漢方」という診療科名を標榜することができるようになっているので、「漢方」という診療科を探せばよい。一つは「漢方外来」。大学病院や地域の大きな病院に設置されている。そうでなくても、個人の診療所でも漢方の専門医はいて、「漢方内科」「漢方精神科」「漢方アレルギー科」などの看板が掲げられている。日本東洋医学会のウェブサイト（http://www.jsom.or.jp/jsom_splist/listTop.do）で、全国の漢方専門医を検索することができる。ここに掲載されている病院・医院では西洋医学と漢方医学の両方の立場からの診察をしてくれる。

九〇パーセント近くの医師が漢方薬を利用している現在では、漢方専門ではない西洋医学の診療科でも漢方薬の処方を受けることが可能である。ただ、医師の漢方の知識は千差万別で、患者それぞれの「証」を見極めずに、西洋薬と同じように「便秘だからこの漢方薬」「肩こりだからこの漢方薬」というようにマニュアル的に処方されることが多い。それでも多少の効果はあるのだが、漢方薬本来の効果を実感できないこともある。漢方専門医の数は少ないが、できれば漢方専門医の受診をおすすめしたい。

4 病気にならないように漢方を活用する

漢方は治療としてだけでなく、予防としても活用可能である。

診療機関には、病気になってから行くものと思っている人も多いだろうが、漢方医学的にははっきりとした病名がつかなくても漢方的には病的なこともある。

漢方医学では古来より予防医学を最も重視している。前漢代に編纂された『黄帝内経《こうていだいけい》（素問《そもん》・霊枢《れいすう》）』には「上工《じょうこう》は未病を治し、已病《いびょう》を治さず（腕のいい医者は未病を治して、すでに病気になったものは治さない）」（霊枢・順逆篇）とか「聖人は、已病を治さずして未病を治す。已乱を治さずして、未病を治すとは、此を謂うなり。夫れ病已に成りて後にこれを薬し、乱已に成りて後にこれを治するは、例うれば猶渇して井を穿ち、闘して錘を鋳るがごとし、亦た晩からずや（聖人はすでに病んでしまったものを治すのではなく、未病を治すものである。また国が乱れてしまってから治めるのではなく、まだ乱れないうちによい政治を行うものだと古くからいわれる。病気になりきってしまってから薬をのんだり国が乱れてから政治を行うというのはたとえていうなら咽が乾いてから井戸を掘ったり、戦いが始まってから兵器を製造するようなもので、遅きに過ぎる）」（素問・四気調神大論）と書かれてある。

時代は下って唐の名医孫思邈《そんしばく》の『千金方《せんきんほう》』（診候）にも医師を上中下の三つのランクに分け、「上医は国を医《なお》し、中医は人を医し、下医は病を医す」とあり、また、「上医は未だ病まざるの病を医し、中医は病まんと欲するの病を医し、下医はすでに病むところの病を医す」とある。病はその始まりの時点で発見し、早期に治療するのが腕のいい医師である、という思想は以来ずっと受け継がれている。このことからも、いかに予防医学が重要視されてきたかが分かるであろう。

貝原益軒の『養生訓』にも同じようなことが書いてある。益軒が『養生訓』を著したのは数え八四歳の時だから、まさに養生を実践してきた人の書である。老後を健康に過ごすためには若いころからの養生が重要として、「庭に草木《くさき》を植えて愛する人は、朝夕《あさゆう》心にかけて、水をやり土をかぶせ、肥料《ひりょう》をあたえ、虫を取ってよく養《やしな》い育て、その成長を見て悦《よろこ》び、衰《おとろ》えるのを見て悲しむ。軽い草木でさえそうであるから、重い自分の身体《からだ》を大事《だいじ》にするのは当然である。どうして自分の身体《からだ》を草木ほどにも愛さないでよかろうか。はなはだ無《む》反省《はんせい》なことである。さて養生法《ようじょうほう》を知って実践《じっせん》することは、天地・

父母に仕《つか》えて孝行をすることであり、そしてまた自分の長生きと安楽《あんらく》のためでもあるから、急を要しないことはさしおいても、若いときから養生法を学ばなければならない。身を慎《つつし》み、生命《いのち》を養《やしな》うのは、人間としてもっとも重要なことであろう」（巻第一「総論上」、前掲書）などと説かれている。そして益軒は、「老後は若いときの十倍に相当する早さで日月が過ぎていくのだから、一日を十日とし、十日を百日とし、一月を一年として喜楽し、むだな日を暮らすようなことがあってはいけない。つねに時間を惜《お》しまなければならない。心静かにして従容《しょうよう》として残った年を楽しみ、怒《おこ》ることなく、欲を少なくして、この残っている身体《からだ》を養うべきである」（巻第八「養老」、前掲書）と老後の過ごし方を諭すのである。

予防医学としての漢方の活用

予防医学には二種類の意味がある。

一つめは、まず症状はあるが、西洋医学的には病名がつかない、もしくは喘息など、ときどき発作があるが今は症状がないという場合。二つめは体調不良は特にないが、老後に備えて準備をする場合である。この場合は予防医学というよりも健康増進とも言える。

西洋医学的に病名がつかないような食欲不振、倦怠感、冷え、イライラなどの何となくの不調に対して漢方をのむことで日常生活が楽に過ごせることはよくある。若いころから胃腸が弱くて体力がなく、それがコンプレックスで過ごしてきた六〇代の女性が四君子湯《しくんしとう》を三年間のんで見違えるほど丈夫になり、自分に自信が持てるようになった、というのは一つの例であろう。

この患者さんの場合、胃腸が丈夫になることで、老化のスピードを遅くすることができたのだと思われる。また、花粉症や気管支喘息など発作症のものは、発作時の漢方治療（標治療法）と非発作時の漢方療法（本治療法）を使い分ける。本治療法はいわば体質改善のためであり、根気よくのみ続けることで花粉症や気管支喘息の発作が起きにくくなる。

こうした体質改善的な薬は次に述べる健康増進にも繋がるが、漢方的な証の診断をし、その弱い部分を強化することによって行う。

つらい症状や体調不良がなくても漢方医学的に治療が必要な場合もある。将来的には人間ドックなどでも漢方の診断が取り入れられればいいと思っているが、若い人でも舌に歯形がついている（舌歯痕＝水毒）場合や舌の裏側の静脈が腫れている（舌下静脈怒張＝瘀血）場合には漢方の治療の対象となる。例えば、水毒の人は将来、頭痛発作に悩まされたりするし、瘀血の人はいわゆる「血液ドロドロ」で動脈硬化の心配がある。

漢方の専門家の間では「四〇歳を過ぎたら八味丸」と言われている。加齢は誰にでも訪れる共通の課題である。

八味地黄丸は別名腎気丸とも呼ばれ、生まれ持って与えられた生命のエネルギー（腎の気）が加齢とともに低下していく「腎虚《じんきょ》」に対する薬である。

八味地黄丸は気血水の異常をバランスよく改善する生薬の組合せから成り立っている。抗酸化作用、血流改善作用があり、動脈硬化の予防として期待される。治療としては前立腺肥大、骨粗鬆症《こつそしょうしょう》の予防薬としても期待できる。また動脈硬化予防という点では桂枝茯苓丸《けいしぶくりょうがん》にも報告があるので、八味地黄丸と桂枝茯苓丸を組み合わせてのむことは、加齢現象の予防として大いに期待される。

慢性疾患に対する管理

日常の診療のほとんどは慢性疾患の管理であり、医療費もほとんどそこに費やされる。高齢社会になり、医療費が増大していることは事実であるが、今後しばらくの目標はいかに高齢者の健康を保持し、また若年者・壮年者が予防を行えるかが重要な課題になる。

慢性疾患の代表は生活習慣病である。がん、虚血性心疾患、脳血管障害が三大生活習慣病であり、これで死因の六割を占めることは言うまでもない。がんの領域において、漢方はまだまだ使用用途が広くてもよいはずだが、残念ながらあまり使われていない。その理由としては、がんと最後まで闘う医療がこれまで主流であったからではないかと考える。しかしながら、近年になってこの潮流は少し変化を見せ始めている。すなわち、特に高齢者の場合いかにがんと闘うか、というよりも生活の質(クオリティー・オブ・ライフ：ＱＯＬ)を重視する傾向にあるからである。漢方に抗がん作用はあまり期待できない。しかしながら、食欲を増したり、免疫を高めることによりＱＯＬを上げることは可能である。また予後不良のケースばかりでなく、再発・転移予防としても漢方の評価が為されるであろう。

虚血性心疾患、脳血管障害は動脈硬化を背景因子として持つことが多いが、漢方薬が動脈硬化の予防に役立つという研究もあり、この領域も漢方の出番が期待される。

またこれら血管障害の背景として近年急速にクローズアップされているのが糖尿病である。漢方薬・生薬には血糖降下作用があると言われているものもあるが、血糖降下剤に関しては、近年幅広い薬が利用可能となり、またインスリンの使い方も進歩している。特にこの数年注目されているインクレチン関連製剤は低血糖を来す可能性も少なく、注目されている。しかしながら、合併症の予防や、合併症そのものに対する治療はまだまだ十分とは言えない。糖尿病性神経障害に対する牛車腎気丸の効果など、今後ますます注目されるものがあるであろう。また、糖尿病性腎症は、いまや血液透析の第一の原因となっており、それを如何に予防するかが重要な問題である。

疼痛性疾患に対する鍼灸治療の活用

慢性疾患の中で忘れてはならないのが、高齢者の特に疼痛性疾患である。NSAID（非ステロイド性抗炎症剤）の長期投与は高齢者には負担が大きく、好ましくない。漢方薬が疼痛性疾患にも有用であることは前に述べたが、鍼灸はこの領域では忘れてはならない手法である。世界においても、膝関節症や腰痛に対する鍼灸の研究は枚挙にいとまがないくらい多く存在する。

こうした慢性疾患は背景因子が多様であり、起因菌に対する抗生剤治療のような単純なスキームは作れない。西洋薬により対処しようとすると多剤併用となってしまい、高齢者では副作用が出やすい。漢方・鍼灸で対応することは高齢者の体にもやさしい医療となる。

5　漢方から見た健康法

養生は漢方の基本

広義の漢方医学には薬物療法のみでなく、「養生」も含まれる。ただ薬を出すだけが医師の仕事ではない。漢方で一生懸命血流をよくするように治療しているのに、タバコを何本も吸っている。これではよくなるものもよくならない。漢方治療を受ける前に自分でできることはないかを探して欲しい。

漢方の治療を行うにはきちんと生活ができていないと薬が効かないことをよく経験する。現代は規則正しい生活を送れずに毎日を過ごす人が増えている。二四時間コンビニが開いていて夜遅くにも食べるものが手に入る。夕食を摂るのが遅く、睡眠時間も短い。朝食は抜いて仕事に行く、など規則正しい生活ができていない人が多い。

漢方治療を行う上で規則正しい生活をすることは重要である。昭和の漢方の大家、大塚敬節先生は「タバコをやめなければ診ない」と言ったそうだが、治療は患者と医師との共同作業であるからには、患者が好き勝手なことをやって後は医師まかせ、というのではよくなるものもよくならない。養生も一つの治療であると捉えて欲しい。

医食同源の実践を

近年増えている病気に、大腸がん、乳がんをはじめ食生活の変化がその一因と言われているものがある。疾患にもよるが、一般的に現代の食事は昭和初期に比べ脂肪分が多く、甘い物が増えている。特に脂質に関しては、戦後間もない頃は摂取量が全体のカロリーのうち一〇パーセント以下だったのが、一時三〇パーセント近くまで上昇し、日本人の高校生の総コレステロール値が米国の高校生の値よりも高いと言われたこともあった。

油の摂取については、総量も増えたが、それにともなって必須脂肪酸であるリノレン酸とリノール酸の比率も大きく変わった。リノレン酸は魚などに含まれる油だが、日本人の魚離れからリノレン酸の摂取は減り、植物油などに含まれるリノール酸が大きく増えた。この二つの脂肪酸はお互いに変換し合わないため、口に入った脂肪酸が体内にそのまま代謝されつつ種々の影響を与える。

リノール酸／リノレン酸比は四対一が理想とされているが、患者さんの調査をしてみると二〇対一くらいになっている人も多くいる。リノール酸の過剰摂取は動脈硬化やアレルギーを起こしやすい体内環境を作ると言われているので、油の摂り過ぎ自体を減らすとともに、食事内容についても注意が必要である。

また、甘いものは化膿性疾患を悪化させる要因になるが、アトピー性皮膚炎などにおいてもチョコレートを食べると症状が悪化する人がいる。一般的にアレルギー性疾患の患者さんには油もの（特に揚げ物、てんぷらなどコロモのついたもの）の摂取と甘い物の過剰摂取を控えるように指導している。

こうした食生活が日本人の健康にどのような影響を与えているかは今後の研究を待たねばならないが、近年の脂質の過剰や甘いものの摂り過ぎが、生活習慣病や花粉症、アトピー性皮膚炎など、戦後に急増している現代的な病気に深く関っていることは間違いないであろう。

冷え症は現代病

現代人に多いのが冷え症である。冷えで悩んでいる人は、一般の西洋医学の医師を訪ねても相手にされないので漢方外来を受診する。

冷えの原因としては、冷暖房の完備によって暑さ寒さに対する耐性がなくなったこと。冷蔵庫が普及して一年中冷たいものを摂取できること。野菜に旬がなくなり、冬でもトマトなどの夏野菜（一般的に夏野菜は体を冷やす）が食べられるようになったこと。ファッション性を重視して冬でも薄着や足を出している人が増えていること、などなどが挙げられているが、実際に冷えている人が増えているのは事実である。慶應義塾大学医学部漢方医学センターの外来患者さんでは女性の六割、男性の二割が「冷え」を訴えている。

前述したように、冷えはそれ自体が病気であるという考えから、「冷え性」でなく「冷え症」と表現される。また冷えそのものが種々の疾患の悪化要因になっていることもある。腹痛、関節痛、頭痛などは冷えることによって悪化することがあるが、冷えを取り除くことでこれらの症状が緩和されることはよくある。

冷えを取るためには着るものなど外から温めることに加え、食べ物、飲み物などで冷たいものを避けて、なるべく温かいものを摂るように心掛けることである。夏でも冷たいものを摂り過ぎると胃を損ねて夏バテ症状になるので、胃腸は温めることが肝要である。着るものも、お腹から下をしっかり温め、上半身を薄着にすることがお薦めである。

体を動かさなくなった現代人

現代病の一つに肩こりがある。肩こりに対しては葛根湯、二朮湯《にじゅつとう》、桂枝茯苓丸などを投与するが、基本的には運動不足が原因である。特に情報化社会になり、長時間コンピューターを見ていることで血流が悪くなり、肩こりを来す人は多い。

薬に頼る前に、まずストレッチをしたり温めたりすることで、ある程度は症状が改善される。局所のマッサージでもある程度改善するが、血流は全身を巡っているので全身運動も必要である。現代病の多くは食事の不節制と運動不足から来るものがほとんどであり、定期的な全身運動が必要である。

こうした努力を抜きにして、薬に頼るだけではなかなか漢方の効果が上がらないのは致し方ないであろう。

以上、漢方を賢く使う方法について述べた。

注意しなくてはならないのは、賢く使うには医師任せにしないで自分自身でうまく活用することである。体調の維持のためには、一つだけの解決法というものはない。東西医学を賢く使い分けながら、自分でできる養生を積極的に行うことが重要である。

第六章　漢方医学の抱える課題

事業仕分けで不要とされた漢方医学

二〇〇九年一一月に政府の行政刷新会議事業仕分け作業において、「湿布薬、うがい薬、漢方薬などは薬局で市販されており、医師が処方する必要性が乏しい」という理由で、公的医療保険の対象からはずすという案が出された。これに対して関連団体で署名活動を行ったところ、三週間で九二万八四〇八名から署名が集まり、政府からは「平成二二年度は保険を継続する」という回答を頂戴した。漢方の保険給付はずしの話は過去にも出ては消えてきた。日本東洋医学会では一九九三年には二週間で二四万名の署名を集めた。一九九四年には一四八万三一七六名の署名を集めている。

ではなぜ、これだけ医療現場に浸透し、国民から支持を得ている漢方薬を保険対象からはずそうとするのだろうか。そもそも保険はずしの際に、漢方薬がうがい薬・湿布薬といっしょくたに議論されていた点に違和感を感じる。

漢方では患者の体質や症状により個別の治療を行い、同じ症状でも体質が異なれば処方する漢方薬も違う。医師の専門性をかなり必要とするし、安全性についても重度ではないにしても副作用はあり、まれながら重篤な副作用もある。それなのに、「医療保険の対象からはずして、薬局で自分の判断で買えばいい」というのは、漢方薬の効果を十分に引き出せないばかりか、副作用も引き起こす可能性がある。

医療用漢方製剤と一般用漢方製剤

事業仕分けの理由とされたように、薬局でも漢方薬は手に入る。確かにセルフメディケーションとして、風邪などの場合、医療機関にかからなくてもすぐに手に入るという点で非常に便利である。一般用漢方製剤は医療用とは異なり、安全性が第一である。医療用漢方製剤に比し、成分量を二分の一から三分の一にしてあるのが普通である。漢方薬・生薬認定薬剤師という資格もあり、漢方に詳しい薬剤師もいるので、適切な漢方薬を選ぶアドバイスがもらえることもある。しかし薬局で手に入る漢方製剤には限りがあり、医師が処方するほどの種類はない。また、症状が取れなかった場合の診断や副作用に対する処置においても限界がある。この意味において、薬局と医療機関の連携がもっと取れることが望ましい。

なぜ保険はずしが繰り返されるのか

保険はずしが繰り返される背景には、医療用漢方製剤が認められた時の経緯も大きいのではないかと思われる。通常の西洋薬のような臨床試験を経ずに過去の経験から認められたことで、当時の厚生省のメンツがおおいに潰されたことは容易に想像できる。

前にもふれたように、漢方の保険給付を推進した武見太郎は当時の医師会会長で、薬がどんどん海外から輸入されるようになったことを憂慮し、「わが国発の薬を」ということで漢方の保険給付を推進した。日本から世界に発信できるものとして漢方薬に大いに期待したのである。

その思いがじょじょに結実し、最近では海外でも漢方薬の学会発表がかなりの頻度でなされるようになった。

政府は、目先の財源のために漢方を切ることの愚に早く気がついて欲しい。医療用漢方製剤の市場は一〇〇〇億円である。たかだか医薬品費全体の一パーセント前後である。しかし医療におけるインパクトは強い。目先の財源確保のために、この国が大きなものを失うような愚は避けるべきである。

両医学を融合させてこそ効率のいい医療が可能となる

政府はわが国の医療事情をもっと知るべきである。漢方医学と西洋医学の両医学は決して対立するものではない。患者を治すという目的のためにはどちらか一つを選ぶ、というのではなく、いかに上手に組み合わせるか、を考える時代に入っている。

政府は、今なお西洋医学か漢方かという考えに凝り固まっているように思われる。

大腸がんの術後に大建中湯《だいけんちゅうとう》を使用することで在院日数が軽減される、というデータもあり、すでに診療計画表（クリニカル・パス）に入っていて、大腸がんの手術後には必ず大建中湯をのむことが決まっている病院もある。また、抗がん剤の副作用を漢方で軽減しながら予定された治療を全うするなど両者の併用によって、新たな治療方法が見いだされることもある。

本書の初めに紹介したように、恩師・大塚恭男は「西洋医学の一流の医師と東洋医学の一流の医師が二人集まっても、1＋1＝2の治療しかできない。しかし、一つの頭の中に一流の西洋医学と一流の東洋医学の知識があれば、1＋1＝4にも5にもなる」とつねづね語っていた。西洋医学的診断も重要なのであり、両者を併用することで、適切な東西医学の統合医療が可能となるのである。

中国が推進する東西医学融合

世界においても伝統医学の存在は、西洋医学と対比され対立する存在ではなく、融合に向かって大きなうねりを見せている。中国においては毛沢東《もうたくとう》政権下で「中西医結合」が謳われ、推進してきた。現在の中医大学（五年間）のカリキュラムの半分は西洋医学である。広州中医薬大学は最先端の西洋医学と中医学を融合させた大きな病院を持っている。ここでは中医大学卒業生が麻酔や手術もこなす。まさに中西医結合を行っているのである。

象徴的だったのは二〇〇九年の新型インフルエンザに対する中国の対応である。わが国では抗インフルエンザ薬を絶対的なものとして、国としても備蓄しており、その結果、世界で使われている抗インフルエンザのうちの非常に大きな部分をわが国で消費する、という事態になった。

一方、中国では、二〇〇三年のSARS騒ぎの時も中医薬が一定の効果を示したという発表をしていた。それを後押しするように、二〇〇三年のSARSの時にも、中医薬や漢方薬に使う大事な生薬である甘草《かんぞう》の成分であるグリチルリチンがSARSの起因病源体であるコロナウイルスに対して増殖を抑制するという発表がドイツの研究グループからあった（『ランセット』二〇〇三年六月一四日号）。

その経験を踏まえて、二〇〇九年の新型インフルエンザ騒動の際には麻杏甘石湯《まきょうかんせきとう》と銀翹散《ぎんぎょうさん》という薬を混合した「蓮花《れんか》清瘟《せいおん》カプセル」を開発し、多施設の臨床試験を行った上で、抗インフルエンザ薬と同等の効果を認めたと発表した。

東西医学融合の落とし穴

その一方で、中国における中医学の将来に警鐘を鳴らす声もある。すなわち真の中医学の継承者が減ってしまうことである。中医大学卒業生には西洋医学の医行為が許されている。そのため、修得に長い時間を要する中医学よりも病名さえ決まれば処方が容易な西洋医学を職業として選ぶ者が増えている。また、西洋医学を選択した方が収入が高い。中医学、特に鍼灸は単価が低く、生活が容易ではない。このような理由で真の伝統中医学が廃れていく、という懸念である。一方、香港では、中医師は西洋医学の医行為を許されていない。香港衛生署は、この方が真の伝統医学が残ると主張している。この状況は韓国も同様である。韓国も一時、東西医学の対立が問題となっていたが、最近では双方の理解が進みつつある。

わが国の状況は上記いずれとも異なる。すなわち、鍼灸師には西洋医学の医行為は許されないが、漢方は西洋医学を修めた者が行う、という点である。

日中韓それぞれ違う形での融合が始まっているが、どのような融合が好ましいのかは歴史が証明するであろう。わが国の利点としては、漢方に関しては西洋医学を修めた医師が行うため、最先端医学と融合しやすい環境にあり、これを生かせば世界でも類をみない融合の形は可能である。

しかしわが国にも問題点はある。医師ライセンスが一つであり、現在では医師の九〇パーセント近くが漢方を日常の診療に使うに至っている。そうは言ってもほとんどの医師が西洋薬の代わりとして漢方薬を一つか二つ使っているに過ぎない。漢方薬だけが西洋医学のパラダイムに取りこまれた形で使われる。すなわち漢方医学の真髄を知らないで使う医師が非常に増えているのが現状である。このままだと伝統的な漢方の考え方が廃れていってしまう危険性もある。

大学に設置された漢方医学の教室が、きちんと伝統を守った形で科学化を進めないと、漢方薬は発展しても漢方医学は衰退する、といういびつな形で残っていく危険性すらある。

研究予算が圧倒的に少ない日本

わが国で漢方が活用されない理由の一つに「臨床的エビデンス（科学的根拠）がないから」ということがよく挙げられる。中国・韓国が国家戦略として積極的に伝統医学を推進するのに対し、わが国には専門部局もなく、ヒト・カネ・モノが圧倒的に不足しており、次世代を担う人材も育成されていないのが現状である。

二〇一〇年八月に英文学術誌「サイエンス・トランスレーショナル・メディシン」に掲載されたPHY906という中医薬は、抗がん剤CPT-11の副作用である重度の下痢を抑制する、ということであった。黄芩湯《おうごんとう》の量を調整し、特許を取って臨床試験を行ったのである。第三章で前述したように、日本においても半夏瀉心湯《はんげしゃしんとう》で同様のことができることは一三年前に示されている。臨床・基礎のデータが蓄積されているにもかかわらず活用されていないのである。数年前にハーバード大学と国立衛生研究所（NIH）の助成金をもらった時に驚いたのはハーバード大学が漢方薬を研究したがる一番の理由が特許を取って経済効果を生むことだったことである。

欧米を中心に伝統医学市場が広がっている中で、中国・韓国のみならずASEAN諸国が自国の伝統医学を売り込もうとしている一番の理由はその経済効果である。伝統医学は未来の医療として莫大な経済効果が期待されているのである。アジアをはじめ多くの国で伝統医学の推進をしている原動力はこうした市場原理である。わが国はこうした世界の動きを感知せずに「エビデンスがない」などと言っているが、市場原理を優先するのであれば、もっと検証するための投資をすればいいのではないだろうか。

大事なことは今がどうだ、ということよりも、この国の売りになる強みは何かを考えることではないだろうか。自国の優れたものを認めようとせず、海外で認められたらやっと自国でも認める、というわが国の悪しき文化をそろそろ駆逐すべきではなかろうか。

東西医学が融合した新しい医療の創生は、大きな経済効果を生むのみならず、医療の効率化にも大きな役割を果たすはずである。今こそ海外の追随ではない、「日本型医療」を創生すべき時に来ているのではないか、そう強く思っている。

補完・代替医療の中での伝統医学

伝統医学に対する世界的な注目は欧米における補完・代替医療への関心の高まりと軌を一にしている。一九九〇年にハーバード大学医学部のアイゼンバーグ（Eisenberg）らは全米的な調査を行い、「ニュー・イングランド・ジャーナル・オブ・メディシン」（一九九三年一月号）にその結果を発表した。アイゼンバーグは一九九七年にその後の調査を行い、「米国医師会雑誌」（一九九八年九月号）に発表している。その結果は、

・一九九〇年には米国民の成人の三三・八パーセントが補完・代替医療を利用していたが、一九九七年には四二・一パーセントになった。この間、生薬療法の利用者は三・八倍に増加した。

・補完・代替医療を受診する延べ回数は一九九〇年の四億二七〇〇万回から一九九七年の六億二九〇〇万回に増加し、これはプライマリケア医の延べ受診回数三億八六〇〇万回を上回った。

などといったものであった。

このような動きを受けて米国に一九九二年、代替医療局が設置され、二〇〇万ドルの国家予算の割り当てを受けた。一九九八年には国立補完・代替医療センターと名称を変え、予算も二〇〇〇万ドルと増額され、その後も順調に増え続け、二〇一〇年度の予算は一億二〇〇〇万ドルとなっている。し

かしながらＮＩＨ全体の予算はこれに留まらず、アメリカ国立がん研究所（ＮＣＩ）のがん補完・代替医療オフィスの予算が一億二〇〇〇万ドルある。他のＮＩＨ部門でも五〇〇〇万ドルあるので、総計約三億ドルがこの領域に使われていることになる。

米国国立補完・代替医療センターの方向転換

国立補完・代替医療センターは国立センターに格上げされてから、あいついで二つの大きな方向転換を行った。一つめは複数生薬の研究も認めたことである。一つの生薬ですら品質の担保が困難であるのに、複数生薬であるとさらに品質管理が困難となる。しかし、東アジア伝統医学は複数生薬を基本としているので、そうしたことを勘案して、複数生薬の研究も認めたのだ。

二つめは、国際協力関係を強めるために二〇〇一年、国際保健研究局を設置したことである。二〇〇二年には国外との国際共同研究を推進するためのプランニング・グラントをリリースし、以後、積極的に海外との共同研究を推進している。日本でも慶應義塾大学がハーバード大学との共同研究で助成を受けている。

こうしたアメリカの動きにはいろいろな思惑があるだろうが、成長する伝統医学の市場にアメリカが食い込むことと、そこから得られる特許を期待して、米国に利益をもたらそうとするものとも取れる。実際にハーバード大学との共同研究で得られた結果の国際特許を取るために契約書を結びかけたことがある。ハーバード大学では知財戦略を進めており、多数の博士号を持つ弁護士が知財獲得のために働いているのである。

Whole medical systems

米国国立補完・代替医療センターのもう一つの大きな転換はWhole medical systemsという概念を打ち出したことである。補完・代替医療の定義は「現在の正規医療の一部と考えられていない種々の医療、保健、診療、ならびに機器のグループ」とされている。米国国立補完・代替医療センターでは補完・代替医療を、1．心身相関を利用した治療介入、2．生物学的理論に基づく療法、3．手技療法、4．エネルギー療法の四つのカテゴリーに分けていたが、二〇〇七年に五番めのカテゴリーとして、「Whole medical systems」を設けた。このWhole medical systemsは西洋医学と独立して、または正規医療と並び立つ医学体系として位置づけられた。代表的なものとして中医学（漢方も含む）、インドのアーユルヴェーダが挙げられている。Whole medical systemsが設定された意義は、西洋医学が主流で、補完・代替医療が傍流だという考え方を覆すもので、西洋医学と同等の扱いをすべき体系として初めて認識されたところにある。

真の融合のためには専門の漢方医がもっと必要

西洋医学の土台の上に漢方医学をのせ、二つを融合させて使っているのが日本の医療の特徴である。世界でも非常に稀有な例であり、それゆえに世界から注目されているのである。

その一方で、日本東洋医学会（会員数八六九一名、二〇一二年三月現在）の漢方専門医はたったの二一四八名である。日本の医師数がおおざっぱに二八万人として、九〇パーセントの医師が漢方を使っているのであれば二五万人程度が漢方を使っていることになるが、そのうち漢方専門医の資格を有する医師はその一パーセントに過ぎないのである。

このデータが示すのは、ほとんどの医師が西洋薬と同じような扱いで漢方薬を考えていて、治療選択の一つとしてとらえているということである。しかしながら、漢方薬は漢方医学の考え方に沿って使って、初めて最大限の効果を引き出すことができるのである。真の東西医学融合を図るためには、もっともっと漢方の専門医が必要なのだ。

日本型医療推進のためのグランドデザインを

わが国の伝統医療政策は、その場その場での問題点の解決のみにとらわれてきたがために、あるべきグランドデザインについて考えることを怠ってきたのではなかろうか。

二〇〇九年度に厚生労働省の研究費で「漢方・鍼灸を活用した日本型医療創生のための調査研究」というものを行った。これは漢方・生薬の専門家のみならず、企業などからも意見をつのろうと、多彩な人たちにお世話になって漢方・鍼灸を今後国民の健康・福祉に役立てるためにどのように活用していくべきかを検討したものである。そしてその結果を提言書としてまとめ、二〇一〇年二月二五日に当時の厚生労働大臣、長妻昭《ながつまあきら》氏あてに送った。

その提言を以下にそのまま掲載する。詳しい議論もすべてホームページに載せてあるので、ぜひともご覧いただきたい。

平成二一年度厚生労働科学研究費補助金による厚生労働科学特別研究事業『漢方・鍼灸を活用した日本型医療創生のための調査研究』(http://kampo.tr-networks.org/sr2009/index.html)を参照。

日本の医療は西洋医学の飛躍的発展により、国民の福利厚生に大きく貢献した。しかし、超高齢社会の到来とともに、これまで以上にQOL(生活の質)を重視した医療、予防面での充実、医療の効率化などが求められている。

こうした中で、当特別研究では、日本の伝統医療である漢方・鍼灸を見直し、東西医学双方が協力し、互いの長所を活かした「新たな時代にふさわしい日本の医療」を作るべく検討を重ねてきた。

こうした検討を踏まえ、当特別研究として以下の5点を提言する。

【提言1】体質にあった「オーダーメイド医療」実現のための基盤整備

漢方・鍼灸はもともと患者の体質や体調全体を診て、患者自身の治癒力を引き上げるような治療を行う「全人的医療」であるが、こうした特質がさらに発揮できるような基盤整備が急務である。こうした認識の下、下記の対応を行うことが必要である。

（A）科学的分析の推進（データの収集と解析）

漢方・鍼灸は、体質にあった治療を施せば高い治療効果があることは経験的に確認されているが、西洋医学との密接な協力関係を築くため、漢方・鍼灸医学の基礎・臨床におけるデータを早期に蓄積し、EBM（エビデンスに基づく医療）への転換を図ること。

具体的には、以下の3点を柱とする。

1．漢方・鍼灸にかかる医療（基礎・臨床）データの収集

患者の主観を含めた症状、漢方的診断（「証」）、治療結果に至るまで幅広くデータベース化を進めるために、情報提供のインセンティブに配慮しつつ、収集の仕組みを構築すること。

2．「データマイニング」などの手法を活用した分析

上記データについて、データマイニングなどの手法を用いて分析を行い、新しい知見を得るとともに、これまでの経験則を裏付けるような科学的なエビデンスを確立すること。

3．生薬と漢方製剤の標準化

漢方の治療効果のエビデンス作りのためには、これに用いる生薬と漢方製剤の品質が標準化されている必要がある。このようなエビデンス創出・研究用に使う生薬と漢方製

剤について、品質の標準化を検討するため、産官学（臨床医を含む）が一体となった場を作ること。

（B）人材の育成

東西医学双方を活かした医療を実現すべく、広く医療人に漢方・鍼灸の知識・技能を広めるとともに、漢方・鍼灸に精通した専門家の層を厚くすること。

具体的には、以下の4点を柱とする。

1．医学部における漢方・鍼灸教育の充実

医学部のモデル・コア・カリキュラムにおいては、すでに漢方の単位取得が推奨されているが、これを一段と拡充するとともに、医師国家試験に漢方を含めるようにすること。将来的には鍼灸についても考慮すること。

2．医師の教育・研修の充実

卒後教育・研修の充実及び臨床における知識向上を図るべく、専門医や指導医の人材育成を行うこと。

3．薬剤師の研修の充実

薬剤師については漢方薬・生薬認定薬剤師制度等を利用した研修を充実し、専門性を一段と高めること。

4．鍼灸師の研修の充実
鍼灸師については、研修の充実等を通じて専門性を一段と高めること。

【提言2】生薬資源の安定的確保
漢方薬を活用した医療を推進するため、生薬の安定確保（種苗の確保を含む）を図るとともに、漢方製剤の安全性を更に高めること。
具体的には、以下の2点を柱とする。
1．大半を輸入に頼っている生薬原料の国内栽培の促進
1－1　国内栽培の基盤整備（優良種苗の維持・確保、栽培技術指導体制の整備等）
1－2　従来型農業の活用（休耕地の利用、転作による生薬原料の栽培）
1－3　新技術の活用（植物工場、バイオ技術等を活用した生薬原料の生産）
1－4　国際的な生薬資源の枯渇を踏まえ、生薬自給率（現在10％強）を2025年までに50％に高めることを目標とする
2．輸入品の安定確保
中国における生薬原料の栽培支援等を含め、輸入品についても引き続き安定確保を実現すること。

【提言3】国際ルール作りへの迅速・積極的な対応

伝統医療については、中国等の主導により国際標準化が急速に進展しつつある。また、生薬資源の保護についても、生物多様性条約の交渉の場において新たな議論がなされている。こうした国際的なルール作りが、国内における漢方・鍼灸を活かした医療の実施・発展に支障をもたらすことのないよう、迅速・戦略的に交渉を進めること。

具体的には、以下の場における議論に関し、国家戦略的見地から政府主導で対応すること。

1. WHOにおいて改訂作業中の国際疾病分類（ICD−11）
2. ISOにおける伝統医学の標準化にかかる技術委員会（TC215およびTC249）
3. 生物多様性条約交渉（生薬資源の保護等にかかる国際ルール作り）

【提言4】国民への知識普及

伝統医療にかかる国民の理解醸成、医療の安全性確保の観点から、漢方・鍼灸にかかる正しい情報提供・知識普及につとめること。

具体的には、以下の2点を柱とする。

1. 漢方・鍼灸の知識普及
漢方・鍼灸の考え方および効能・副作用、他の健康食品・民間療法との違い等についての情報提供の機会を増やすこと。
2.「食育」の積極的な実施
漢方薬のみならず、食養生等を通じて病気を予防する（「未病」を治す）生活習慣の確立につとめること。

【提言5】施策推進のための組織的整備
以上の施策を推進していくためには、産官学が継続的・戦略的に対処しうるように組織的整備を行うこと。
1. 学界・産業界：上記課題を効率的に推進するための意見交換の場を設けること。
2. 厚生労働省：先般発足した「統合医療プロジェクト・チーム」において、議論を推し進め、専任の担当部署を作ること。
3. 政府：省庁横断的に戦略的に対応するための組織的枠組みを可及的速やかに策定すること。

ここに記してきた提言は永遠絶対のものではないことは言うまでもない。つねに社会のニーズを考慮した上で、漢方のあるべき姿を模索し続けることが必要である。その意味において、漢方の将来像は時代時代で変わってもいいと思うし、またそうあるべきであろう。大塚敬節が老舗《しにせ》がなぜ生き残ってきたか、という問いかけで、「伝統とは時代のニーズに合わせて変化して生き残ってこそできるのである」と述べている。その意味において、二〇一三年の本書は二〇三〇年には通用していないかもしれないが、また違った形で漢方が生き残っていることを願っている。

あとがき

本書の企画をいただいてから長い時間が経ってしまった。まずは遅筆の私の執筆を根気強く待っていただいた編集者の山﨑比呂志さんと、丁寧な校閲をいただいた関係者の皆様に謝意を表したい。お話をいただいてからの間にも漢方を巡ってさまざまなことがあった。本文でもふれたように、二〇〇九年一一月に政府の行政刷新会議事業仕分け作業において、「湿布薬、うがい薬、漢方薬などは薬局で市販されており、医師が処方する必要性が乏しい」という理由で、公的医療保険の対象からはずすという案が出された。漢方の保険給付はずしの話は過去にも出ては消えてきた。今回は予算が決まるまで時間がないことと、対象が漢方のみでなく、多くの事業仕分け対象の一つであることから、どのように対処するのかが協議された。私はこの時、日本東洋医学会の保険担当理事という職にあり、結局先頭に立って署名活動を展開することになった。

過去の署名活動の時と異なり、漢方がこれだけ医療現場、国民に浸透していることから市民団体とともに署名活動を開始した。ありがたいことにわずか三週間で九二万四八〇八名の方がご署名くださった。私の患者さんでも、一人で六〇〇名の署名を集めてくださった方がおられた。お寺さんは檀家を回ってくださり、牧師さんは信者さんから署名を集めてくださった。また、病棟の患者さんで、自分の病棟のみならず隣の病棟にまで乗り込んでいって一生懸命署名を集めてくださった方もおられた。

この署名活動を通じて感動するとともに確信した。漢方は政府のものでもなければ専門家のものでもない。まぎれもなく国民のものである、と。

私自身、漢方医療をはじめてから西洋医学の医師としては味わえなかった多くのことを感じてきた。

まず、患者さんから感謝されることが多くなった。漢方の場合には医師のさじ加減が物をいう。薬の処方も、患者さん個人個人の体質に合わせてなので、医師の腕次第なのだ。もちろん西洋医学においても経験は大切だが、漢方医学ではそれ以上に経験が必要とされる。ある意味において茶道や能のような総合芸術ともいえるかもしれない。単に医学の知識のみではなく、文化や養生といった多くの知識と経験が必要とされる医療なのである。年齢を重ね、自分自身を投影させることによって患者さんとの共有が多くなる医学でもある。

もうひとつは、漢方医学の特徴としては、全人的治療であることであろう。乳児から亡くなるまでの年齢、性別関係なく治療の対象である。漢方外来には、親子三代が訪れる。臓器別、専門別の現代の医療では考えられないことだが、そもそも昔、医者は地域に根ざしたこのような医療を展開していたのである。

大事なことは継続性である。現在の医師‐患者関係は病気になってから診療所にいくものだから、医師－患者関係はどうしても医師が〝上から目線〟となってしまう。しかし昔の医者は地域で患者さんと家族ぐるみの付き合いをしていた。継続的に付き合うことで、家族の事情を知る。そうすることで、家族全員の健康管理までを漢方医療がカバーしてきたのである。

本書を通じて漢方の良さが少しでもご理解いただけたら幸いである。

渡辺賢治

二〇一三年一月

※渡辺賢治医師の診療の問い合わせ

修琴堂大塚医院

〒一六〇－〇〇〇八　東京都新宿区三栄町十三

電話〇三－三三五一－七七五一

（完全予約制　自由診療）

［ヤ］

［ラ］

［ワ］

[タ]

[ナ]

[ハ]

[マ]

［カ］

［サ］

人名・その他

[タ]

[ナ]

[ハ]

[マ]

[ヤ]

漢方薬名

[ア]

[カ]

[サ]

［ハ］

［マ］

［ヤ］

［サ］

［タ］

［ナ］

索引

病名・症状

［ア］

［カ］

漢《かん》方《ぽう》医《い》学《がく》

二〇一三年六月一〇日第一刷発行

著者　渡《わた》辺《なべ》賢《けん》治《じ》

発行者　鈴木 哲

発行所　株式会社 講談社
東京都文京区音羽二丁目一二―二一　〒一一二―八〇〇一
電話（編集部）〇三―三九四五―四九六三
（販売部）〇三―五三九五―五八一七
（業務部）〇三―五三九五―三六一五

装幀者　奥定泰之

本文データ制作　講談社デジタル製作部

本文印刷　慶昌堂印刷 株式会社

カバー・表紙印刷　半七写真印刷工業 株式会社

製本所　大口製本印刷 株式会社

ISBN978-4-06-258556-9　Printed in Japan
N.D.C.490.9　214p　19cm

講談社選書メチエ　刊行の辞

書物からまったく離れて生きるのはむずかしいことです。百年ばかり昔、アンドレ・ジッドは自分にむかって「すべての書物を捨てるべし」と命じながら、パリからアフリカへ旅立ちました。旅の荷は軽くなかったようです。ひそかに書物をたずさえていたからでした。ジッドのように意地を張らず、書物とともに世界を旅して、いらなくなったら捨てていけばいいのではないでしょうか。

現代は、星の数ほどにも本の書き手が見あたります。読み手と書き手がこれほど近づきあっている時代はありません。きのうの読者が、一夜あければ著者となって、あらたな読者にめぐりあう。その読者のなかから、またあらたな著者が生まれるのです。この循環の過程で読書の質も変わっていきます。人は書き手になることで熟練の読み手になるものです。

選書メチエはこのような時代にふさわしい書物の刊行をめざしています。

フランス語でメチエは、経験によって身につく技術のことをいいます。道具を駆使しておこなう仕事のことでもあります。また、生活と直接に結びついた専門的な技能を指すこともあります。

いま地球の環境はますます複雑な変化を見せ、予測困難な状況が刻々あらわれています。

そのなかで、読者それぞれの「メチエ」を活かす一助として、本選書が役立つことを願っています。

一九九四年二月　　野間佐和子